Dieses STEPPS-Arbeitsbuch ist ein persönliches Exemplar.
Es gehört:

Name

Adresse

Telefon

E-Mail

Das STEPPS-Training wurde absolviert von / bis

Impressum

Nancee S. Blum, Norman F. Bartels, Don St. John, Bruce M. Pfohl
STEPPS bei Borderline: Emotionale Krisen bewältigen, Probleme lösen, Alltag gestalten, Beziehungen aufbauen
6. Auflage 2026
ISBN: 978-3-96605-345-7
Die Deutsche Nationalbibliothek verzeichnet diese Publikation in der Deutschen Nationalbibliografie; detaillierte bibliografische Daten sind im Internet über https://portal.dnb.de abrufbar.

Vertrieb Psychiatrie Verlag, Köln 2013, 2025, 2026
Psychiatrie Verlag GmbH
Ursulaplatz 1
50668 Köln
info@psychiatrie-verlag.de

Grafisches Konzept und Satz: Sonja Dembkowski, Rösrath
Umschlag: Petra Nynhuis, Bonn
Druck und Konfektionierung: SDL Buchdruck, Berlin

STEPPS-Training in Deutschland ist ein Projekt des Dachverbandes STEPPS e.V.
in Kooperation mit dem Psychiatrie Verlag
www.dachverband-stepps.de • www.psychiatrie-verlag.de

Vorlagen für die Arbeitsblätter finden Sie im Internet unter:
https://psychiatrie-verlag.de/product/stepps-das-trainingsprogramm-2/

Der Zugangscode lautet: Stepps-Arbeitsblätter

STEPPS
Das Trainingsprogramm

Arbeitsbuch

Teil 1 – Die Borderline-Störung verstehen

Teil 2 – Umgang mit Emotionen trainieren

Teil 3 – Verhaltenstraining

STEPPS
Das Trainingsprogramm

Arbeitsbuch

Teil 1

Teil 1 – Die Borderline-Störung verstehen

1. Woche: Die Krankheit erkennen und annehmen

2. Woche: Schemas

Teil I – Die Borderline-Störung verstehen

1. Woche: Die Krankheit erkennen und annehmen

Ablauf der Sitzung:
Einführung
Ausfüllen des Best-Bogens und Notieren der Werte in der Best-Kurve
Leitlinien für das Stepps-Fertigkeitentraining
Vertrag für das Stepps-Fertigkeitentraining
Kriterien der Borderline-Persönlichkeitsstörung nach DSM-IV
Unterrichtsplan für das Stepps-Fertigkeitentraining
Erfahrungsbericht: »Wie eine Bergwanderung mit Rucksack«
Fertigkeiten-Dokumentation
»Meine Ziele für Stepps«
Einführung des Gefühlskalenders
Schritt 1: »Die Krankheit erkennen und annehmen«
Vorstellung des Helferteams

Hausaufgaben:

[ ] Lesen von »Erfahrungen mit der Borderline-Störung« und anderer Beschreibungen der Krankheit.
[ ] Vervollständigen von »Meine Ziele für Stepps«.
[ ] Besprechen Sie das Gelesene und die eigenen Ziele mit Ihrem Helferteam.
[ ] Geben Sie jedem Mitglied Ihres Helferteams das Blatt »Wie gehe ich auf eine emotional instabile Person ein?«
[ ] Ausfüllen der Fertigkeiten-Dokumentation.
[ ] Notieren Sie täglich im Gefühlskalender, welche Spannungsgrade Sie erlebt haben (1–5) und in welcher Situation dies geschah.
[ ] Bitte vergessen Sie nicht, sich vor jeder Sitzung bei der Gruppenleitung anzumelden.
[ ] Bitte vergessen Sie auch nicht das Arbeitsbuch und die Hausaufgaben!

Best-Bogen

Selbsteinschätzungsbogen (BEST: Borderline Evaluation of Severity over Time)

Kreuzen Sie die Periode an, auf die sich Ihre folgenden Angaben beziehen:
[ ] die letzen 7 Tage [ ] die letzen 30 Tage [ ] andere:_______________

Bei den ersten 12 Angaben bedeutet der höchste Wert (5), dass der angesprochene Punkt extremen Stress, ausgeprägte zwischenmenschliche Schwierigkeiten erzeugt hat und Sie davon abhielt, wichtige Dinge zu erledigen. Der geringste Wert (1) bedeutet, dass nur wenige oder keine Probleme auftraten. Bei der Bewertung der positiven Erfahrungen (Punkte 13–15) beurteilen Sie bitte vor allem die Häufigkeit, mit der die positiven Ereignisse aufgetreten sind.

Kreuzen Sie jetzt für die folgenden Aussagen den Grad des Stresses, der zwischenmenschlichen Probleme und der Beeinträchtigung bei der Erledigung von Aufgaben an:

A. Gedanken und Gefühle Punktzahl: ( )	nicht	wenig	mäßig	stark	extrem
1. Sorge, dass ein wichtiger Mensch genug von Ihnen hat und plant, Sie zu verlassen	1	2	3	4	5
2. Eine wesentliche Veränderung Ihrer Meinung über andere, wie etwa, ein bisher loyaler Freund oder Partner sei jetzt nicht mehr vertrauenswürdig und wolle Ihnen schaden	1	2	3	4	5
3. Ein extremer Wechsel des Selbstbildes. Wechsel vom Gefühl der Selbstsicherheit zu dem Gefühl, schlecht zu sein oder nicht wirklich zu existieren	1	2	3	4	5
4. Erhebliche Stimmungsschwankungen mehrmals am Tag. Auch kleine Ereignisse verursachen Stimmungseinbrüche	1	2	3	4	5
5. Das Gefühl, von anderen beeinträchtigt oder bedroht zu sein oder den Kontakt zur Realität zu verlieren	1	2	3	4	5
6. Wütend sein	1	2	3	4	5
7. Sich leer fühlen	1	2	3	4	5
8. Sich lebensmüde fühlen	1	2	3	4	5

B. Verhalten (negativ) Punktzahl: ( )	nicht	wenig	mäßig	stark	extrem
9. Zum Äußersten gehen, um jemanden davon abzuhalten, Sie zu verlassen	1	2	3	4	5
10. Absichtlich etwas tun, um sich zu verletzen, oder einen Suizidversuch unternehmen	1	2	3	4	5
11. Probleme mit impulsivem Verhalten (nicht Suizidversuche oder selbstverletzendes Verhalten), wie etwa große Geldausgaben, risikoreiches Sexualverhalten, Drogen- und Alkoholmissbrauch, rücksichtsloses Fahren, Essanfälle oder Ähnliches	1	2	3	4	5
12. Hitziges Temperament und Wutanfälle führen zu zwischenmenschlichen Problemen, Schlägereien, Zerstörung von Gegenständen	1	2	3	4	5

Kreuzen Sie für die folgenden Punkte den Grad der Häufigkeit an, mit der Sie ein positives Verhalten gezeigt haben:

C. Verhalten (positiv) Punktzahl: ( )	sehr oft	oft	mäßig	selten	nicht
13. Ein positives Verhalten in Situationen, in denen Sie dazu tendierten, sich destruktiv und selbstschädigend zu verhalten	5	4	3	2	1
14. Emotionale Schwierigkeiten frühzeitig erkannt und vernünftige Schritte unternommen, dem Problem vorzubeugen bzw. es zu verhindern	5	4	3	2	1
15. Befolgen eines vereinbarten Therapieplans (z.B.: Gesprächstherapie, Hausaufgaben, Einhalten von Verabredungen, Einnahme der Medikamente)	5	4	3	2	1

Gesamtpunktzahl: [ ]

Die Summe der Teilbereiche A bis C wird jeweils in den Klammern notiert. Die Gesamtpunktzahl errechnet sich nach der Formel: 15 + A + B – C

Best-Kurve

Best-Punktestand	Woche 1	2	3	4	5	6	7	8	9	10	11	12	13	14	15	16	17	18	19	20
72																				
71																				
70																				
69																				
68																				
67																				
66																				
65																				
64																				
63																				
62																				
61																				
60																				
59																				
58																				
57																				
56																				
55																				
54																				
53																				
52																				
51																				
50																				
49																				
48																				
47																				
46																				
45																				
44																				
43																				
42																				
41																				
40																				
39																				
38																				
37																				
36																				
35																				
34																				
33																				
32																				
31																				
30																				
29																				
28																				
27																				
26																				
25																				
24																				
23																				
22																				
21																				
20																				
19																				
18																				
17																				
16																				
15																				
14																				
13																				
12																				

Leitlinien für das Stepps-Fertigkeitentraining

1. Sie sollten nach Möglichkeit bei jeder Gruppensitzung **anwesend** sein, um den größtmöglichen Nutzen von dem Programm zu haben. Sollten Sie einmal, aus welchen Gründen auch immer, verhindert sein, lassen Sie dies die Gruppenleitung bitte so früh wie möglich wissen. Sie brauchen für ihre Abwesenheit keine Gründe anzugeben. Sollten Sie mehr als dreimal unentschuldigt fehlen, gehen wir davon aus, dass Sie nicht weiter an der Gruppe teilnehmen wollen.

2. **Hausaufgaben** sind ein Schlüsselelement dieses Trainings. Aufgaben sollen bis zum nächsten Treffen schriftlich bearbeitet und mitgebracht werden.

3. Bitte bringen Sie Ihr **Arbeitsbuch** zu jeder Sitzung mit.

4. **Vertraulichkeit** ist wichtig, damit sich jedes Gruppenmitglied sicher genug fühlen kann, um sich offen auszusprechen. Alles, was während eines Treffens in der Gruppe gesagt wird, bleibt in der Gruppe. Bitte besprechen Sie das in der Gruppe Gesagte mit keinem anderen als mit Ihrem Einzeltherapeuten. Wenn Sie sich mit Ihrem Therapeuten oder Ihrer Therapeutin über Gruppenbelange unterhalten, erwähnen Sie bitte keine Namen von Gruppenmitgliedern.

5. Fertigkeitsübungen sind am erfolgreichsten, wenn alle Gruppenmitglieder **aktiv teilnehmen**. Alle Mitglieder werden nachdrücklich dazu ermutigt, aktiv teilzunehmen.

6. Während Sie an einer Gruppendiskussion teilnehmen, kann es vorkommen, dass Sie intensive **Gefühle** verspüren. Es ist wichtig, diese Gefühle zum Ausdruck zu bringen, ohne dabei andere Gruppenmitglieder anzugreifen. Sie könnten in solchen Fällen eine kleine »Auszeit« nehmen und den Raum verlassen, bis Sie wieder in der Lage sind, ihr Verhalten zu kontrollieren. Sollte es zu mehreren Vorfällen mit verbalen Drohungen kommen, wird Ihnen nahegelegt werden, die Gruppe zu verlassen und andere Hilfen in Anspruch zu nehmen. Körperliche Drohungen führen zum sofortigen Ausschluss aus der Gruppe.

7. Nehmen Sie sich die Freiheit, bei **Fragen** zur Gruppe jederzeit die Gruppenleitung anzusprechen. Sollten Sie eine Frage haben, ist die Wahrscheinlichkeit hoch, dass andere Gruppenmitglieder dieselbe oder zumindest eine ähnliche Frage haben. Deshalb ist es günstig, die Frage während eines Treffens zu stellen, auch wenn die Gruppenleiter die Antwort vielleicht bis zum nächsten Treffen verschieben.

8. Alle **Schwierigkeiten** oder Themen, die nicht direkt mit dem Fortschritt der Gruppe zu tun haben, sollten Sie stets mit Ihrem Einzeltherapeuten besprechen. Bitte informieren Sie Ihre Therapeutin oder Ihren Therapeuten über Ihre Teilnahme an der Gruppe. Bringen Sie Ihr Arbeitsbuch zu den Sitzungen mit und besprechen Sie die bearbeiteten Hausaufgaben mit Ihrem Therapeuten. Sollten Sie über keinen Einzeltherapeuten verfügen, können Sie mit der Gruppenleitung beraten, wie die nötige Unterstützung gewährleistet werden kann.

9. Stehen Sie momentan bereits in einer **therapeutischen Beziehung** zu einem der Gruppenleiter, werden die Inhalte der Einzelgespräche nur mit Ihrer ausdrücklichen Zustimmung in der Gruppe besprochen. Die Inhalte der Einzelsitzungen werden aber auch dann nur in den Gruppensitzungen besprochen, wenn es dem Fortschritt der Gruppe dient.

10. **Freundschaften** und Unterstützung unter den Gruppenmitgliedern sind erwünscht. Bitte vermeiden Sie aber Cliquenbildungen, die andere Gruppenmitglieder ausschließen. Bitte reden Sie nicht über andere Gruppenmitglieder außerhalb der Gruppentreffen.

11. Es wird eine **abendliche Informationsveranstaltung** für Familienmitglieder und andere Bekannte stattfinden, damit diese mehr über die Störung und die Fertigkeiten erfahren, die Sie erlernen werden. Nach dieser Informationsveranstaltung können Sie Familienmitglieder, andere für Sie wichtige Personen oder Therapeuten zu Gruppensitzungen mitbringen, um ihnen zu zeigen, wie in der Gruppe gearbeitet wird.

Wie Sie die Stepps-Gruppe bestmöglich nutzen

1. Bleiben Sie mit Ihrer Aufmerksamkeit in der Gegenwart, im Hier und Jetzt.

2. Übernehmen Sie Verantwortung für Ihr Verhalten.

3. Vermeiden Sie es, andere verantwortlich zu machen.

4. Lernen Sie, anderen zuzuhören. Gewöhnen Sie sich an, das Gehörte zu reflektieren.

5. Experimentieren Sie mit den in der Gruppe vermittelten neuen Verhaltensweisen.

6. Wenn Sie anderen Gruppenmitgliedern oder einem Gruppenleiter eine Rückmeldung geben wollen:
   - Seien Sie konkret.
   - Geben Sie das Feedback möglichst zeitnah.
   - Sprechen Sie die Person direkt an.
   - Beginnen Sie mit etwas Positivem.
   - Beschreiben Sie, was Sie wahrnehmen und fühlen.

7. Wenn Sie selbst eine Rückmeldung bekommen:
   - Wiederholen Sie, was Sie gehört haben, in eigenen Worten.
   - Versuchen Sie, sich Klarheit zu verschaffen, sollten Sie etwas nicht verstanden haben.
   - Vermeiden Sie es, sich in Entschuldigungen zu flüchten.
   - Versuchen Sie, nicht in eine Verteidigungshaltung zu gehen.
   - Sie müssen dem Gehörten nicht zustimmen, aber zuhören und das Gehörte in Erwägung ziehen.

8. Überprüfen Sie regelmäßig Ihre Ziele.

9. Seien Sie geduldig! Veränderung braucht Zeit und geht nach der letzten Gruppensitzung noch weiter.

Vertrag für das Stepps-Fertigkeitentraining *

Ich habe an der Einführungsveranstaltung der Stepps-Gruppe teilgenommen und bin nun zu einer aktiven Teilnahme an dieser Gruppe bereit.

1. Ich verstehe, wie wichtig eine regelmäßige Teilnahme für meinen Erfolg und den der gesamten Gruppe ist. Deshalb verpflichte ich mich, in jeder Sitzung anwesend zu sein, wenn nicht bedeutsame Gründe die Teilnahme unmöglich machen (Krankheit oder schlechte Witterung). Sollte ich nicht in der Lage sein, einem Treffen beizuwohnen, werde ich die verantwortliche Gruppenleitung so früh wie möglich davon in Kenntnis setzen. Falls ich öfter als dreimal unentschuldigt gefehlt haben sollte, akzeptiere ich, dass meine Teilnahme damit beendet ist und ich auf den Beginn einer neuen Gruppe warten muss.

2. Hausaufgaben sind ein Schlüsselelement dieses Trainings. Ich verpflichte mich, jede Aufgabe schriftlich zu bearbeiten und zum nächsten Gruppentreffen mitzubringen.

3. Ich respektiere die Notwendigkeit der Vertraulichkeit.

* **Diesen Vertrag schließen Sie mit sich selbst. Er verbleibt bei Ihnen, in der Mappe oder an einem anderen Ort.**

Datum:

Unterschrift:

Die Borderline-Persönlichkeitsstörung nach DSM-IV

Ein tiefgreifendes Muster von Instabilität in zwischenmenschlichen Beziehungen, im Selbstbild und in den Affekten sowie von deutlicher Impulsivität, das im frühen Erwachsenenalter beginnt und sich in verschiedenen Lebensbereichen zeigt.

Mindestens fünf der folgenden Kriterien müssen erfüllt sein:

1. Verzweifeltes Bemühen, tatsächliches oder vermutetes Verlassenwerden zu vermeiden. Beachte: Hier werden keine suizidalen oder selbstverletzenden Handlungen berücksichtigt, die in Kriterium 5 enthalten sind.

2. Ein Muster instabiler, aber intensiver zwischenmenschlicher Beziehungen, das durch einen Wechsel zwischen den Extremen der Idealisierung und Entwertung gekennzeichnet ist.

3. Identitätsstörung: ausgeprägte und andauernde Instabilität des Selbstbildes oder der Selbstwahrnehmung.

4. Impulsivität in mindestens zwei potenziell selbstschädigenden Bereichen (Geldausgaben, Sexualität, Substanzmissbrauch, rücksichtsloses Fahren, Fressanfälle). Beachte: Hier werden keine suizidalen oder selbstverletzenden Handlungen berücksichtigt, die in Kriterium 5 enthalten sind.

5. Wiederholte suizidale Handlungen, Andeutungen oder Drohungen oder selbstverletzendes Verhalten.

6. Affektive Instabilität infolge einer ausgeprägten Reaktivität der Stimmung (z.B. hochgradige episodische Dysphorie, Reizbarkeit oder Angst, wobei diese Verstimmungen gewöhnlich einige Stunden und nur selten länger als einige Tage andauern).

7. Chronische Gefühle von Leere.

8. Unangemessene heftige Wut oder Schwierigkeiten, die Wut zu kontrollieren (z.B. häufige Wutausbrüche, andauernde Wut, wiederholte körperliche Auseinandersetzungen).

9. Vorübergehende, durch Belastungen ausgelöste paranoide Vorstellungen oder schwere dissoziative Symptome. (Aus: American Psychiatric Association: Diagnostic and Statistical Manual of Mental Disorders, Fourth Edition, Text Revision DSM-IV-TR. Washington, DC, 2000)

Unterrichtsplan für das Stepps-Fertigkeitentraining

Woche 1: Einführung: Die Krankheit erkennen und annehmen.

Woche 2: Schemas

Woche 3: Distanz finden

Woche 4: Kommunizieren, Teil 1

Woche 5: Kommunizieren, Teil 2

Woche 6: Gedanken hinterfragen, Teil 1

Woche 7: Gedanken hinterfragen, Teil 2

Woche 8: Gedanken hinterfragen, Teil 3

Woche 9: Sich ablenken, Teil 1

Woche 10: Sich ablenken, Teil 2

Woche 11: Probleme bewältigen, Teil 1

Woche 12: Probleme bewältigen, Teil 2

Woche 13: Einführung in das Verhaltenstraining

Woche 14: Sich Ziele setzen

Woche 15: Essen und Schlafen

Woche 16: Bewegung, Freizeit, körperliche Gesundheit

Woche 17: Selbstschädigendes Verhalten vermeiden

Woche 18: Zwischenmenschliche Beziehungen, Teil 1

Woche 19: Zwischenmenschliche Beziehungen, Teil 2

Woche 20: Zusammenfassung

Wie eine Bergwanderung mit Rucksack

Das folgende Essay wurde von einem Teilnehmer des Stepps-Programms geschrieben. Wir sind sehr dankbar für die Erlaubnis, es denjenigen zu lesen geben zu können, die ihre Reise gerade erst beginnen.

Die Art, wie das Stepps-Programm mir geholfen hat, lässt sich am besten mit einer Bergwanderung mit Rucksack beschreiben. Falls du noch nie so eine Tour gemacht hast, mach dir keine Sorgen, ich erkläre es dir. Dein Ziel ist ein hohes Gebirge, wo du wunderschöne Bäume, Wildtiere, Wildblumen, Steinformationen, Bäche und Wasserfälle finden kannst. Alles, was du für die nächsten vier Wochen brauchst, hast du in deinen Rucksack verstaut. Wenn du bereits mit solchen Wanderungen Erfahrung hast, ist dieser Rucksack gut organisiert und gefüllt mit allen Dingen, die du brauchst. Du weißt dann genau, was du hast, wo es sich befindet und wofür es zu gebrauchen ist. Diese Vorbereitung und dein Vorwissen helfen dir, aus deiner Reise ein fantastisches Urlaubserlebnis in der freien Natur zu machen.

Andererseits, wenn es deine erste Tour ist, wird alles weniger glatt ablaufen. Du wirst alle Dinge haben, die du brauchst, dazu allerdings auch viele, von denen du denkst, dass du nicht ohne sie auskommen kannst. Wenn du dich dann aufgemacht hast, bist du dir deiner Sache nicht mehr sicher und du fragst dich, wie du in die Wildnis geraten konntest und vor allem, wie du wieder aus ihr herausfinden sollst. Es ist ein unheimlicher Ort, wenn du allein unterwegs bist. Statt eines Urlaubs wird deine Reise plötzlich zu einem ernsthaften Kampf ums Überleben. Mein Leben ist wie das eines unerfahrenen Rucksackreisenden. Mein Rucksack ist gefüllt mit Sachen, die mir meine Vergangenheit mitgegeben hat – sowohl nützliche als auch unnötige Gegenstände. Es scheint mir so, als wäre ich allein in den Bergen, den vielen Gefahren ausgesetzt. Es gibt gefährliche Tiere, übergroße Büsche, riesige Bäume, Steine, reißende Flüsse, Schluchten, Regenstürme, zuckende Blitze, Lawinen – und das sind nur einige der Dinge, denen ich nicht entkommen kann.

Ich verwende die Gegenstände in meinem Rucksack nach bestem Wissen und Gewissen, aber in Wahrheit habe ich keine wirkliche Ahnung, wie ich sie benutzen soll. Du verstehst, mir ist so, als hätte man mich einfach hier in der Wildnis ausgesetzt und diejenigen, mit denen ich die Reise begonnen hatte, haben mich alle im Stich gelassen. Deshalb hat mir auch niemand beigebracht, mit den Dingen in meinem Rucksack umzugehen. Also lerne ich so schnell wie möglich, das Beste aus dem zu machen, was ich habe, und schaffe es, zu überleben. Blicke ich auf die letzten 21 Jahre zurück, fällt mir auf, dass ich auf dem Campingkocher geschlafen habe, während ich mit meinem Schlafsack kochte, meine Seife aß, mit meinen Küchenutensilien badete und meine Töpfe als Kissen benutzte. Wenn wilde Tiere aufkreuzen, laufe ich weg. Wenn das Wetter schlecht ist, werde ich wütend. Ich bin zornig auf den Schnee. Regen versetzt mich in Rage. Der ganze Camping-Kram ist nicht lustig. Kann ich keine Pause machen? Ich halt es nicht mehr aus! Was ist normal? Was ist Wirklichkeit?

Wenn ich wüsste, wie ich die Dinge in meinen Rucksack benutzen kann, würde ich den Regen als Herausforderung sehen, den Schnee als Abenteuer und Tiere als etwas Wunderbares zum Beobachten und Fotografieren. Glücklicherweise hat mir das Stepps-Programm beigebracht, die Fertigkeiten zu nutzen, die sich die ganze Zeit schon in meinem Rucksack befanden. Ich kann jetzt, anstatt bloß zu überleben, das Leben tatsächlich genießen. Als ich zum ersten Mal an dem Programm teilnahm, hatte ich verschiedene Gedanken über mich selbst. Ich hatte alle meine Reserven aufgebraucht und konnte das Ganze einfach nicht mehr bewältigen. Ich dachte, dass das Leben hoffnungslos ist, dass ich hilflos bin. Ich dachte, ich bin allein. Ich muss der Einzige mit diesen Problemen sein. Ich bin der Einzige im Gebirge, der nicht weiß, wie man im Gebirge lebt. Irgendetwas muss mit mir nicht in Ordnung sein. Ich bin ein Versager, weil ich es selbst nicht rauskriege.

Das Stepps-Programm hat mir gezeigt, dass Anlagen, Umfeldeinflüsse und Lebenserfahrung zu meinem Überleben beigetragen haben. Es ist eigentlich überraschend, dass ich so lange überlebt habe. Allerdings habe ich nicht gelernt, im Gebirge zu leben. Ich habe nur Tag für Tag überlebt. Es hat eine Weile gebraucht, bis ich das erkannt habe. In den ersten acht Wochen des Programms war ich ziemlich ratlos, wie ich meine Werkzeuge anders als gewohnt benutzen sollte, um in den Bergen zu leben. Es ist schwer, die Art zu ändern, wie man die eigenen Überlebensfertigkeiten anwendet. Ich war außerdem ziemlich wütend über das, was das Programm mir beibringen wollte. Diese Leute wussten nicht, wie das ist in der Wildnis. Sie wussten nicht, wie das war, allein zu sein. Sie hatten keine Ahnung von dem, was sie da sagten. Wie konnten sie wissen, wie ich mich fühle?

Mir wurde dann allerdings klar, dass die anderen Teilnehmer sich ebenfalls in den Bergen befanden und sie auch Schwierigkeiten mit ihrem Leben hatten. Ich habe dem Programm eine Chance gegeben, weil ein Freund von mir sehr von dem Training profitiert hatte. Rückblickend wäre es einfacher für mich gewesen, hätte ich gewusst, worauf das Programm hinausläuft. Als wir anfingen, brachte man mir bei, dass meine Gedankenschemas eine große Rolle dabei spielen, wie ich die Gegenstände in meinem Rucksack verwende und wie ich über die Dinge in meiner Umgebung denke.

Nun, nach 20 Wochen in dem Training, kann ich immer noch nicht sagen, dass mein Bergabenteuer bloßer Urlaub wäre. Es ist ziemlich harte Arbeit, auf einen Berg zu steigen. Meine Beine werden müde, ich komme aus der Puste und manchmal verliere ich im Nebel die Orientierung. Aber weil doch immer wieder Licht durch die Wolken bricht, weiß ich, dass es Hoffnung gibt. Ich weiß, dass es andere Menschen im Gebirge gibt. Ich weiß, dass ich immer noch gelegentlich ausrutschen und stürzen werde. Das heißt, dass ich in meine alten Gewohnheiten, meine Werkzeuge zu benutzen, zurückfalle, wie zu der Zeit, als ich bloß überlebte.

Ich bin also keinesfalls geheilt. Allerdings habe ich gelernt, dass man mit einem Kocher kocht, in einem Schlafsack schläft, mit Besteck isst, sich mit Seife wäscht, den Kopf auf ein Kopfkissen legt und ein Zelt dazu verwendet, um sich vor dem Wetter zu schützen.

Auch du kannst, wenn du das Programm durchhältst, langsam lernen, dass du alle Werkzeuge besitzt, die du brauchst. Nicht nur, um bloß zu überleben, sondern um das Abenteuer einer Bergwanderung zu erleben. Ich könnte es auch negativ sehen, auf einem Berg zu sein; stattdessen versuche ich, die Dinge versöhnlich zu betrachten. Ich denke, dass es besser ist, auf einem Berg zu sein als in der Wüste. Natürlich rutsche ich auf Felsen aus, falle in den Schnee und muss das Wetter ertragen. Aber ich habe auch die Gelegenheit, in Flüssen zu schwimmen und den Sonnenauf- und Sonnenuntergang aus anderen Perspektiven zu sehen als die meisten.

Ich glaube nicht mehr, dass Borderline zu haben eine Verkrüppelung ist. Eher ermöglicht es mir, größere Freude, tiefere Trauer, stärkere Wut und ein ausgeprägtes Mitgefühl zu empfinden. Ich kann die Menschen verstehen. Trotz all der Gefühle, die ich angesichts meiner Krankheit habe, kann ich das Leben endlich als Abenteuer betrachten, statt es wie einen ewigen Kampf ums eigene Überleben zu empfinden.

Bitte denk daran, dass du in deinem Kampf nicht allein bist. Es gibt viele von uns, die durch dieses Training gegangen sind. Manchmal müssen wir hart schuften, um auf dem Berg am Leben zu bleiben, aber wir lernen auch, aus der Bergwanderung einen Urlaub zu machen.

PS: Ich möchte meine Dankbarkeit gegenüber meiner Pastorin ausdrücken, die mein wichtigstes Mitglied in meinem Helferteam ist. Sie hat stets an mich geglaubt und war stets zur Stelle, als ich sie brauchte. Sie war es, die mir zeigte, dass ich ein Überlebender bin und nur zu lernen hätte, das zu nutzen, was Gott mir gegeben hat. So würde das Leben einfacher – eben weil ich nicht mehr auf dem Kocher schlafe und mit meinem Schlafsack koche. Als ich diese Reise begann, wusste keiner von uns beiden, wie sie ausgeht, aber sie glaubte fest für uns beide daran, dass es besser als zu Anfang sein wird.

Fertigkeiten-Dokumentation

Name der Teilnehmerin/des Teilnehmers: ______________________________

Notieren Sie die Fertigkeiten, die Sie in dieser Woche angewandt haben. Dokumentieren Sie die Anwendung mit einem Pluszeichen (+). Wenn die Anwendung der Fertigkeit erfolgreich war, dokumentieren Sie dies mit einem doppelten Pluszeichen (++).

Fertigkeiten, um Emotionen zu regulieren	Datum						
1. Distanz finden: einen Schritt zurücktreten							
2. Kommunizieren: darüber sprechen							
3. Gedanken hinterfragen: anders darüber denken							
4. Sich ablenken: das Zentrum der Aufmerksamkeit wechseln							
5. Probleme bewältigen							

Verhaltensfertigkeiten	Datum						
1. Medikamente wie verordnet eingenommen							
2. Entspannungstechniken angewendet							
3. Aktivitäten zur Beruhigung unternommen							
4. Aktivitäten zum Ablenken unternommen							
5. Gefühlskalender ausgefüllt							
6. Mitglied des Helferteams angesprochen							
7. Ausgewogen ernährt							
8. Ausreichend geschlafen							
9. Ausreichend bewegt							
10. Auf die körperliche Gesundheit geachtet							
11. Freizeitaktivitäten unternommen							
12. Selbstschädigendes Verhalten vermieden							
13. Fähigkeiten zur Gestaltung zwischenmenschlicher Beziehungen angewendet							

Meine Ziele für Stepps

1. Listen Sie Ihre Gründe auf, an dem Fertigkeitentraining teilzunehmen:

2. Nennen Sie einige Verhaltensweisen, mit denen Sie gegenwärtig Schwierigkeiten haben:

3. Nennen Sie einige Veränderungen, die Sie durch die Teilnahme an dem Training erreichen wollen. Versuchen Sie, für jede der folgenden Kategorien mindestens eine Veränderung zu formulieren. Bleiben Sie möglichst konkret:

- emotional

- körperlich

- sozial

- Ideale und Werte

- intellektuell/Bildung

- Zukunftsplanung/zukünftige Projekte

- anderes

Inwiefern möchten Sie nach der Gruppe anders sein? Bitte versuchen Sie, konkret zu bleiben.

Gefühlskalender

Datum:

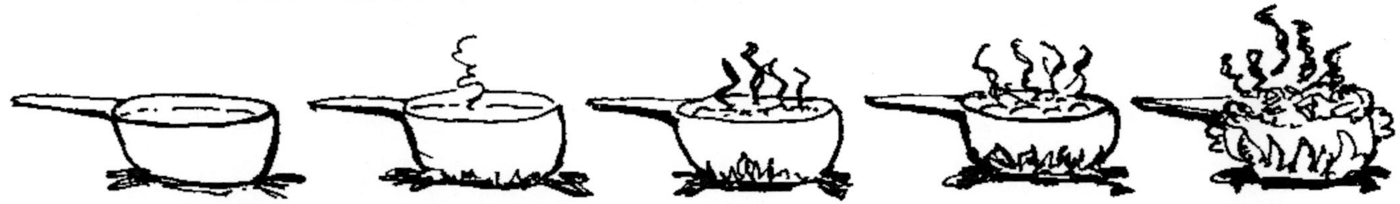

	1	2	3	4	5
Situation					
Gefühle					
Körperliche Empfindungen					
Gedanken					
Schemas					
Handlungsimpulse					
Verhalten					

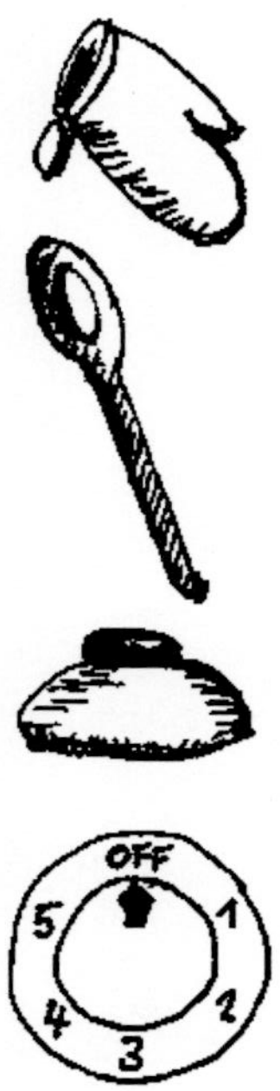

Füllen Sie den Gefühlskalender jeden Tag aus. Beginnen Sie mit dem höchsten Spannungsgrad (5). Wenn Sie diesen Spannungsgrad erlebt haben, notieren Sie die dazu gehörige Situation. Sonst lassen Sie die Spalte leer. Gehen Sie zum nächsten Spannungsgrad, dann zum 4., 2. und 3. und verfahren Sie in der gleichen Weise. Versuchen Sie, auch die anderen Punkte zu den jeweiligen Spannungsgraden zu dokumentieren. Im Laufe des Trainings werden dazu einige Begriffe noch genauer erläutert.

Gefühlskalender

Datum:

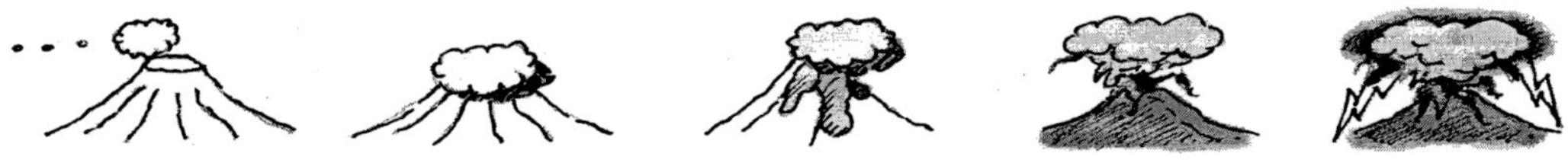

	1	2	3	4	5
Situation					
Gefühle					
Körperliche Empfindungen					
Gedanken					
Schemas					
Handlungsimpulse					
Verhalten					

Gefühlskalender

Datum:

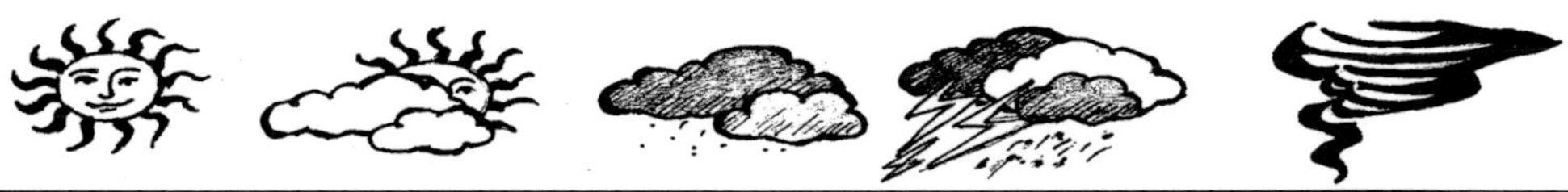

	1	2	3	4	5
Situation					
Gefühle					
Körperliche Empfindungen					
Gedanken					
Schemas					
Handlungsimpulse					
Verhalten					

Dokumentation zum Gefühlskalender

Kreuzen Sie für jede Woche an, an wie vielen Tagen die verschiedenen Spannungsgrade aufgetreten sind.
Spalte n = Anzahl der Tage

Woche	n	1	2	3	4	5	6	7	8	9	10	11	12	13	14	15	16	17	18	19	20
Spannungsgrad 5	7																				
	6																				
	5																				
	4																				
	3																				
	2																				
	1																				
	0																				
Spannungsgrad 4	7																				
	6																				
	5																				
	4																				
	3																				
	2																				
	1																				
	0																				
Spannungsgrad 3	7																				
	6																				
	5																				
	4																				
	3																				
	2																				
	1																				
	0																				
Spannungsgrad 2	7																				
	6																				
	5																				
	4																				
	3																				
	2																				
	1																				
	0																				
Spannungsgrad 1	7																				
	6																				
	5																				
	4																				
	3																				
	2																				
	1																				
	0																				

Schritt 1: Die Krankheit erkennen und annehmen

Menschen mit der Borderline-Persönlichkeitsstörung (BPS) haben oft Schwierigkeiten, die Störung als eine Krankheit zu sehen, besonders, wenn die Krankheit ihnen bereits viel an Ressourcen und sozialer Unterstützung geraubt hat. Im Moment mögen Sie daher glauben, Ihre missliche Lage sei durch Ihr »schlechtes Urteilsvermögen« verursacht worden oder sei ein Ergebnis dessen, wie andere Sie behandelt haben. Die Borderline- Persönlichkeitsstörung als Krankheit zu betrachten wird Ihnen helfen, die Verantwortung für die Bewältigung der durch die Krankheit verursachten Krisen zu übernehmen. Wenn Sie an der Auffassung festhalten, dass die Verantwortung für das, was passiert, woanders liegt oder dass Sie nicht in der Lage sind, Ihre Reaktionen und Ihr Verhalten zu ändern, wird sich womöglich das Training von Fertigkeiten momentan nicht auszahlen. Die Bereitschaft, die BPS als Krankheit zu akzeptieren, ist am Anfang noch keine unabdingbare Voraussetzung, um vom Fertigkeitentraining zu profitieren. Allerdings sind eine gewisse Offenheit für neue Erfahrungen und die Bereitschaft, etwas Neues zu lernen, wichtig.

Sie sind vielleicht nicht einverstanden mit dem Begriff »Borderline-Persönlichkeitsstörung« (BPS). Dieser hat eine lange Geschichte in der psychiatrischen Forschung und ist nicht so beschreibend wie »Störung der emotionalen Stabilität« oder »emotionale Instabilität«. Menschen mit BPS (wir sprechen von nun an entweder von BPS oder emotionaler Instabilität) haben dieselben Gefühle wie jeder andere Mensch, aber die Emotionen sind deutlich intensiver. Die Anfälligkeit für Zustände extremer emotionaler Intensität ist vermutlich genetisch bedingt, das bedeutet, dass Sie möglicherweise mit der Disposition für diese Krankheit geboren wurden. Das heißt jedoch nicht, dass Sie Ihre Emotionen und Ihr Verhalten nicht in den Griff bekommen können. Wegen der starken Stimmungsschwankungen erhalten Menschen mit einer Borderline-Persönlichkeitsstörung oft auch andere Diagnosen, etwa die Diagnose einer bipolaren Störung oder einer Psychose. Auch wird die Borderline-Störung oft noch von anderen Störungen begleitet, etwa einer Ess-Störung. Zweck dieses Gruppenprogramms ist es, Ihnen Fertigkeiten beizubringen, mit denen Sie intensive Gefühle und Ihre Reaktionen darauf besser kontrollieren und regulieren können. Es ist dagegen nicht das Ziel, die Ursachen Ihrer Erkrankung zu ergründen.

Bei der BPS gibt es Perioden, in denen sich die Gefühle in normalen Grenzen bewegen. Diese Perioden werden allerdings von Episoden intensiver Emotionalität (Krisen) unterbrochen. Die dabei auftretenden Emotionen sind nicht ungewöhnlich (Ärger, Angst, Freude), aber ungleich intensiver als gewöhnlich. Der Unterschied in der Intensität kann dabei erheblich sein, etwa wie zwischen einem kurzen Sommergewitter und einem zerstörerischen Orkan.

Viele Menschen mit emotionaler Instabilität können diese intensiven Emotionen im Detail schildern, ohne dabei besonders beeinträchtigt zu wirken. Dieses scheinbare Unbeeindrucktsein dient dazu, das Schreckliche dieser Erfahrung vor anderen zu verbergen. Das kann dazu führen, dass der Grad der Störung von anderen falsch eingeschätzt wird, die dann sagen: »Oh, so schlimm kann es ja nicht sein. Du siehst so aus, als kämst du ganz gut damit zurecht.«

Die BPS ist also durch Episoden gekennzeichnet, in denen die Fähigkeit des Gehirns reduziert ist, die Intensität von Emotionen zu regulieren. Dadurch kommt es zur Verstärkung »kleiner« Gefühle und einer darauf folgenden Eskalation. Nehmen wir als Beispiel an, Sie befinden sich in einem Supermarkt und ein nahestehender Freund kommt an Ihnen vorbei, ohne Sie zu bemerken, selbst nachdem Sie »Hallo« zu ihm gesagt haben. Sofort beginnen Ihre Gedanken angespannt zu kreisen über das, was nicht in Ordnung sein könnte und was Sie falsch gemacht haben könnten. Normalerweise reagieren Sie auf diese Sorge mit einem einfachen Handlungsplan. Z.B. können Sie sich dazu entschließen, der Sache nachzugehen, oder Sie gehen zu der Annahme über, dass Ihr Freund schlicht geistesabwesend war.

Für die Person mit emotionaler Instabilität kann sich dieser Ablauf verändern. Der Moment der Anspannung und der Sorge kann durch die Krankheit aufrechterhalten und die Intensität der Gefühle über jedes normale Maß hinaus gesteigert werden. Wenn die Kontrolle entgleitet, beginnen die Gefühle auch Ihre Gedanken zu beeinflussen, was zu negativen und/oder realitätsfremden Interpretationen der Situation führen kann. Sie können dann denken: »Er/sie hasst mich«, »Er/sie wird nie wieder mit mir sprechen«, »Alle hassen mich« usw. Diese Gedanken, angespornt von Gefühlen, können so machtvoll werden, dass sie kaum noch zu korrigieren sind. Sie werden für Sie zur Wahrheit. Wenn nicht richtig gehandhabt, können sich diese Krisen von wenigen Minuten bis zu vielen Stunden hinziehen. Während dieser Zeit kann es für andere schwierig sein, Ihre emotionale Situation richtig einzuschätzen (vor allem, wenn Sie Ihre Gefühle zu verbergen versuchen), was oft dazu führt, dass Ihre Erklärungen nicht ernst genommen werden. Dies kann bei Ihnen die negativen Gefühle (Ärger, Frustration) noch verstärken und dazu führen, dass Sie anfangen, an sich selbst zu zweifeln.

Während einer solchen emotionalen Krise kann eine Menge Schaden angerichtet werden. Beziehungen können gestört oder sogar zerstört werden oder es kommt zu selbstschädigendem Verhalten wie Selbstverletzungen, Alkohol-, Drogenmissbrauch.

Selbstverletzendes Verhalten (oft gekoppelt mit Suizidgedanken und -handlungen) während emotionaler Krisen sind meist verzweifelte Versuche, sich zu entlasten oder andere auf die eigene verzweifelte Lage aufmerksam zu machen. Zwischen den Krisen stellt ein solches Verhalten hingegen meistens einen Versuch dar, überhaupt irgendetwas zu fühlen. Nach einer Krise werden Gefühle oft wegen der Befürchtung unterdrückt, dass sie wieder zu einer emotionalen Krise führen könnten.

Zusammenfassend ist die BPS durch die Schwierigkeit gekennzeichnet, Gefühle zu regulieren. Die einzelnen Faktoren dieser Störung sind:

- sehr hohe Sensibilität gegenüber emotionalen Auslösern,
- sehr intensive Reaktion auf emotionale Auslöser,
- nur langsame Rückkehr zu einem ausgeglichenen Zustand nach einer Erregung.

Die fünf Fertigkeiten, die in diesem Training vermittelt werden, sind sicherlich nicht die einzigen, mit deren Hilfe die Krankheit bewältigt werden kann. Lassen Sie sich nicht von den kurzen Namen dieser Fertigkeiten täuschen. Sie zu beherrschen verlangt Zeit, Mühe, Übung und Konzentration. Damit ist nicht gemeint, dass sie extrem schwer zu erlernen sind. Sie benutzen diese Fertigkeiten vermutlich bereits in gewissem Maße. Das Training wird Ihnen dabei helfen, diese Fertigkeiten effektiver einzusetzen, um den Symptomen Ihrer Krankheit gezielt zu begegnen.

Mehr Informationen über die Borderline-Persönlichkeitsstörung finden Sie in den Büchern auf der nächsten Seite.

Ratgeber
Rahn, E. (2008): Borderline. Verstehen und bewältigen. 2. Aufl., Bonn: Balance buch + medien verlag.
Leicht verständlich wird über die Erkrankung, über Behandlungs- und Selbsthilfemöglichkeiten informiert.

Selbsthilfebücher
Bass, E.; Davis, L. (2008): Trotz allem. Wege zur Selbstheilung für Frauen, die sexuelle Gewalt erfahren haben. 14. Aufl., Berlin: Orlanda. Ein Arbeitsbuch mit praktischen Anregungen und Übungen.
Knuf, A.; Tilly, C. (2009): Borderline: Das Selbsthilfebuch. 3. Aufl., Bonn: Balance buch + medien verlag.
Das Buch greift verschiedene Möglichkeiten der Selbsthilfe auf und gibt Anregungen zur Umsetzung.

Erfahrungsberichte
Knuf, A. (Hg.) (2009): Leben auf der Grenze. Erfahrungen mit Borderline. 2. Aufl., Bonn: Balance buch + medien verlag. 2. Zwanzig Menschen mit Borderline-Erfahrung schreiben über ihr Leben, über ihre Gefühle und ihren Umgang mit der Krankheit.
Knuf, A. (Hg.) (2009): Gesundung ist möglich! Borderline-Betroffene berichten. 2. Aufl., Bonn: Balance buch + medien verlag. Betroffene schildern, wie sie den Weg zur Genesung geschafft haben, und eröffnen so anderen Betroffenen neue Perspektiven.
Für Angehörige
Mason, P.; Kreger, R.(2008): Schluss mit dem Eiertanz. Für Angehörige von Menschen mit Borderline. 3. Aufl., Bonn: Balance buch + medien verlag. Das Buch enthält hilfreiche Anregungen und O-Töne von und für Angehörige.
Kreger, R.; Shirley, J.P. (2009): Das Schluss-mit-dem-Eiertanz-Arbeitsbuch. Für Angehörige von Menschen mit Borderline. 2. Aufl., Bonn: Balance buch + medien verlag. Tests und Übungen helfen, das eigene Verhalten besser zu erkennen, und es werden Alternativen zu eingefahrenen Mustern im Umgang miteinander geboten.

Webseiten
www.borderline-community.de
Von Betroffenen gestaltete Webseite, die ein interessantes Forum hat. Auf eine Initiative der Nutzerinnen und Nutzer dieser Seite hin entstand die Zeitung GRENZPOSTen, die den Innovationspreis des Dachverbandes-DBT gewonnen hat.

www.borderline-plattform.de
Von Betroffenen gestaltete WEbseite, die Basisinformationen über Borderline anbietet und eine gute Übersicht über Selbsthilfegruppen für Betroffene und Angehörige im Inland und im deutschsprachigen Ausland enthält.

www.borderlinetrialog.de
Webseite zum Thema Borderline-Trialog und Peer-Konzept. Übersicht über aktuelle Termine zu diesen Themen.

www.hansgunia.de
Webseite zur ambulanten Arbeit mit der Dialektisch-Behavioralen Therapie von einer Gruppe von Therapeuten in Darmstadt. Interessante Links zu Kliniken

www.grenzposten.de
Eine Selbsthilfezeitung von Betroffenen für Betroffene, Angehörige und Fachleute.

Das Helferteam

Sie werden Leute brauchen, die Sie beim Lernen der Fertigkeiten unterstützen; Menschen, die Ihnen helfen können, Fertigkeiten gezielt anzuwenden, wenn Sie gerade eine emotionale Krise durchleben. Dieses Helferteam kann etwa aus Freunden, Angehörigen, Psychiatern, Therapeuten, Geistlichen oder anderen professionellen Helfern bestehen. Die Entscheidung über die Größe dieses Teams ist Ihnen überlassen, es sollte aber möglichst mehr als eine Person umfassen.

Sie werden den Mitgliedern des Helferteams vermitteln müssen, was Sie während des Trainings lernen, damit das Helferteam Sie darin unterstützen kann, die Art und Weise, wie Sie auf Ihre intensiven Emotionen reagieren, zu verändern. Vergessen Sie nicht, den Helfern immer wieder für ihre Unterstützung zu danken.

Listen Sie hier Ihr Helferteam auf:

Name	Telefonnummer

Wie gehe ich auf eine emotional instabile Person ein?
Stichworte für Mitglieder von Helferteams

Fragen Sie die den Betroffenen:

1. Wie hoch ist deine Spannung im Gefühlskalender (1–5)?
2. Hast du dein Arbeitsbuch genutzt?
3. Welche Fertigkeiten kannst du in dieser Situation anwenden? Wie wirst du sie anwenden?
4. Wenn der Betroffene sich bei der letzten Frage nicht sicher ist, fragen Sie nach jeder in der folgenden Liste aufgeführten Fertigkeit.

Fertigkeiten, um Emotionen zu regulieren:

1. Distanz finden: einen Schritt zurücktreten
2. Kommunizieren: darüber sprechen
3. Gedanken hinterfragen: anders darüber denken
4. Sich ablenken: das Zentrum der Aufmerksamkeit wechseln
5. Probleme bewältigen

Verhaltensfertigkeiten:

1. Medikamente wie verordnet eingenommen
2. Entspannungstechniken angewendet
3. Aktivitäten zur Beruhigung nachgegangen
4. Aktivitäten zum Ablenken unternommen
5. Gefühlskalender ausgefüllt
6. Mitglied des Helferteams angesprochen
7. Ausgewogen ernährt
8. Ausreichend geschlafen
9. Ausreichend bewegt
10. Auf die körperliche Gesundheit geachtet
11. Freizeitaktivitäten unternommen
12. Selbstschädigendes Verhalten vermieden
13. Fähigkeiten zur Gestaltung zwischenmenschlicher Beziehungen angewendet

Erfahrungen mit der Borderline-Störung

Ich habe die Krankheit, die man Borderline-Störung nennt. Ich hasse dieses Etikett. Kurz vor welcher Grenze (engl. borderline = Grenze) befinde ich mich? Vor der zum Wahnsinn? Ich würde meine Krankheit eher als Störung der emotionalen Intensität bezeichnen. Das klingt humaner und es umschreibt besser, wie sich diese Krankheit anfühlt. Die Bezeichnung »Borderline« verbreitet dagegen Schrecken und führt zu einer Reihe herablassender Kommentare, die sich hinter dem nervösen Gelächter derjenigen verbergen, bei denen ich Hilfe suche. Sie glauben, ich würde den Ärger nicht wahrnehmen, der sich in ihnen aufbaut. Stattdessen nennen sie mich manipulativ. Ich glaube, sie haben wirklich keine Ahnung, wie sie mit mir umgehen sollen, und das macht sie wütend. Meine Krankheit zwingt sie dazu, sich mit ihren eigenen Ängsten davor, hilflos und unfähig zu sein, auseinanderzusetzen.

Lassen Sie mich von meiner Krankheit erzählen, wie genau sie sich anfühlt. Ich ziehe den Begriff Krankheit vor, im Gegensatz zu psychischer Störung oder Ähnlichem. Ich muss mich dann nicht mehr so schämen. Es ist wie Diabetes oder Asthma. Wenn ich es so betrachte, muss ich mich nicht so fühlen, als wäre ich schuld oder als könnte ich etwas daran ändern, wenn ich nur wollte, oder dass ich überhaupt nicht in dieser Lage wäre, wenn ich nicht solch ein schrecklich unfähiger Mensch wäre. Es eine Krankheit zu nennen erlaubt mir, mich gleichwertig zu anderen Menschen zu fühlen, nur muss ich mit den Symptomen meiner Krankheit umgehen, wie andere das auch tun. Ich glaube, ein Teil meines Gehirns ist kaputt. Ich glaube, es ist der Teil, der meine Emotionen reguliert. Es ist wie eine Schleuse eines Dammes, der eine tobende Strömung zurückhält. Eine Schleuse kann in mehreren Abstufungen geöffnet sein. Entweder ganz, halb, ein Viertel und in vielen, vielen Positionen dazwischen. Abhängig davon, wie weit die Schleuse geöffnet ist, strömt das Wasser heraus, es kann regelrecht herausbrechen, oder aber es tröpfelt heraus, usw. Nun, meine emotionale Schleuse ist eben kaputt. Meine Schleuse kennt nur zwei Positionen: vollkommen offen oder vollkommen geschlossen. Meine Emotionen strömen entweder ungehemmt heraus oder stauen sich gefährlich an. Ich weiß nicht, was schlimmer ist. Wenn meine Emotionen herausprusten, scheine ich alles um mich herum zu zerstören. Ich sage wirklich schlimme Dinge zu den Menschen, auch zu jenen, die mir am meisten bedeuten. Ich schreie, ich tobe und finde kein Ende. Es ist schrecklich für die, die meine Emotionen treffen. Es ist allerdings noch schlimmer für mich, denn ich werde nicht blind gegenüber dem Schmerz, den ich durch mein Verhalten verursache, und trotzdem kann ich nicht aufhören. Ich kann nur zusehen, wie all das bösartige Schwarz aus meinem Inneren um sich greift und alles, was davon berührt wird, vernichtet. Ich kann keine Freundschaften aufrechterhalten, meine Familie will nichts mehr mit mir zu tun haben und ich kann keine Stelle lange behalten. Schlimmer noch, ich hasse mich selbst in einem derartigen Maße, dass ich vollkommen hoffnungslos und depressiv geworden bin.

Zu anderen Zeiten, wenn die Schleuse geschlossen ist, ist es auch nicht besser. Der reißende Strom will stets herausbrechen. Die Intensität, mit der er gegen die Schleuse drückt, nimmt von Mal zu Mal zu. Aber die Schleuse will sich nicht öffnen und ich habe keinen Schlüssel. Der Fluss tobt, prügelt und schreit im Inneren. Ich muss ihn herauslassen, aber ich weiß nicht wie. Ich gerate in Panik. Ich weiß nicht, was ich machen soll. Ich brauche Hilfe. Ich rufe nach jemandem, der mir helfen soll. Bis dahin schlägt der Fluss schon so laut an die Schleuse, dass ich weder meine eigenen Gedanken hören kann, noch was andere zu mir sagen. Es dröhnt einfach in meinen Ohren, es zirkuliert durch meine Adern, es durchbohrt mein Herz. Es möchte raus. Ich muss es rauslassen. Ich sehe ein Messer oder Streichhölzer. Ich weiß, wenn ich mir ein kleines Loch oder einen Schnitt zufüge, kann der Fluss entkommen. Ich rufe ein letztes Mal um Hilfe. Es hat keinen Sinn. Ich muss schneiden. Nach einigen Minuten ist es vorbei. Der Fluss liegt wieder ruhig da.

Die stillen Zeiten des Flusses sind die angenehmsten und manchmal auch die grausamsten. Wenn es still ist, fange ich an, ein Leben aufzubauen. Ich schließe Freundschaften, bekomme einen Job, rede mit meiner Familie. Die Dinge scheinen sich wieder zu bessern und die Leute beginnen, mir zu vertrauen. Oder sie denken vielleicht, dass ich tue, was ich tun sollte. Vielleicht auch, dass ich mich nun anständig benehmen möchte. Manche kommen zu einer verheerenden Annahme bezüglich meiner Krankheit. Sie glauben, ich könnte sie kontrollieren. Ich habe Neuigkeiten für diese Leute. Der Fluss hat seinen eigenen Willen. Es ist, als wäre ich von einem Dämonen besessen, den ich weder bekämpfen noch ignorieren kann. Ich muss lernen, damit zu leben. Die Krisen kommen und gehen. Sie können nur wenige Augenblicke dauern, bis hin zu mehreren Stunden. Der Schaden, der entstehen kann, ist vernichtend. Ich fühle mich, als hätte ein innerer Dämon mich vergewaltigt, immer und immer wieder. Wenn der Fluss aktiv wird, werden meine Gedanken so verzerrt. Ich interpretiere die Dinge so negativ. Dann werden diese negativen Verzerrungen für mich zur Wahrheit. Diejenigen, die mir helfen wollen, versuchen mein Verhalten zu erklären und zu rationalisieren. Dies gibt mir aber ein Gefühl der Entwertung und des Nicht-ernst-genommen-Werdens, denn meine Wahrnehmung ist eine andere. Also reagiere ich frustriert und wütend, weil ich anfange, alles an mir anzuzweifeln.

Ich erinnere mich nicht mehr daran, wann die Krankheit angefangen hat. Meine Eltern scheinen zu glauben, dass es schon in meiner frühen Kindheit bemerkbar war. Sie glauben, dass es nur noch schlimmer wurde, je älter ich wurde. Sie denken natürlich, dass es ihre Schuld ist. Sie machen sich Vorwürfe. Sie wünschen sich für mich so sehr ein eigenes Leben und für sich selbst ihres. Sie misstrauen meiner Lebensart und glauben, sie müssten sich um mich kümmern. Sie wissen aber nicht, wie. Natürlich war ich während der unruhigen Zeiten sehr grausam zu ihnen. Mein Bruder will schon gar nicht mehr mit mir reden. Es kümmert ihn nicht mehr. Er ist wütend, weil er glaubt, ich hätte mein Leben und das Leben meiner Eltern ruiniert. Ich habe keine wirklichen Freunde, da es mir schwerfällt, anderen zu vertrauen. Es scheint, als wolle ich die Professionellen als Familie und als Freundeskreis haben. Ich weiß, dass ich das will, weil ich glaube, dass sie mir helfen können.

Die Ärzte versuchen mir mit Medikamenten zu helfen. Tatsächlich hat so etwas bei mir nie funktioniert. Wenn der Fluss ruhig daliegt, glaube ich, solche Tabletten nicht zu brauchen. Ist die Schleuse geschlossen und der Fluss staut sich an, versucht der Doktor, meine Anspannung mit Beruhigungsmitteln zu lindern. Nachdem ich meinen Fluss herausgelassen habe, werde ich depressiv und nehme Antidepressiva. Weil der Fluss von ganz allein steigt und fällt und ich mit ihm, glauben die Ärzte ich sei bipolar, also bekomme ich Lithium.

Ich glaube, mir hat bei meiner Krankheit am meisten geholfen, Professionelle zu finden, die wussten, dass mein Fluss früher oder später in Rage geraten würde. Sie wissen, dass ich nichts dagegen tun kann und dass sie nichts dagegen tun können. Sie verstehen, dass ich handle, wie ich es tue, weil ich in solchen Momenten Dampf ablassen muss. Auch verstehen sie es, wenn ich sie anrufe und versuche, sie scheinbar ewig in der Leitung zu behalten, weil mein Denken in emotionalen Krisen so verworren wird, dass ich erneut beginne zu glauben, jemand könnte mich von meinem Schmerz befreien. Sie rechnen damit, dass ich, wenn ich Angst bekomme, dass sie mir nicht helfen wollen (wieder ein verzerrter Gedanke), bei einem solchen Anruf damit drohe, mir die Haut zu zerschneiden oder mich umzubringen. Sie verstehen, dass ich nahezu alles sage oder tue, um mich zu entlasten. Meine Beziehung zu Professionellen ist ziemlich erstaunlich. (Ich kann das momentan sagen, weil mein Fluss ruhig ist.). Wenn sich die Schleuse öffnet und ich sie von oben bis unten bespucke, wie bei allen anderen Beziehungen auch, sage ich schlimme, verletzende Dinge. Ich glaube, das ist schlimm für sie, weil sie fühlen, dass sie sich nicht von ihren Klienten verletzen lassen sollten. Aber ich tue es. Teilweise ist das besonders schmerzhaft, weil ich einige Professionelle zuvor noch selbst bestärkt habe. Wenn meine Wahrnehmung verzerrt ist und ich glaube, andere könnten mich von meinen Schmerzen befreien, möchte ich die Professionellen dazu bringen, dass sie mich mögen. Also erzähle ich ihnen, sie wären die besten Therapeuten, die ich jemals hatte. Wenn die Schleuse geschlossen ist und ich erneut Linderung für meine Schmerzen suche, rufe ich sie an, natürlich können sie meine Schmerzen nicht lindern, und ich bin enttäuscht und wütend und glaube, sie wollten mir gar nicht helfen. Ich sage ihnen, sie wären die schlechtesten und inkompetentesten Therapeuten, die ich jemals erlebt habe, und sie hätten meine Situation nicht verbessert, sondern verschlimmert. Dann nenne ich noch den Namen eines anderen Therapeuten, der doch »viel besser ist«.

Ich arbeite nicht gut mit Therapeuten, die versuchen, mich einzuschränken. So etwas treibt mich in den Wahnsinn. Stattdessen arbeite ich gut mit solchen Professionellen zusammen, die sich selbst Grenzen setzen. Diejenigen, die wissen, was in ihren Möglichkeiten liegt, um mir zu helfen, und die mich stets daran erinnern, dass es eine Krankheit ist. Was die Professionellen mir beibringen können, ist, mir Werkzeuge für die ruhigen Zeiten anzueignen, um mein Leben zu regeln. Sie können mich auch mit Werkzeugen für die Zeit vor und nach einer Krise ausrüsten. In diesem Sinne können sie mir vor allem helfen, den Schaden zu begrenzen. Sie können mir helfen, zumindest ein bisschen innere Balance während meines normalen Alltags zu finden. Sie helfen mir auch dadurch, dass sie mich darin unterstützen, ein eigenes, von ihnen unabhängiges »Unterstützungssystem« für die Bewältigung von Krisen zu entwickeln, etwa in dem ich andere Menschen treffe, die unter derselben Krankheit leiden. Sie geben mir Hoffnung. Nicht etwa die Hoffnung, dass die Krankheit heilbar wäre oder dass sie mir helfen könnten, mich besser zu fühlen, aber Hoffnung, dass es möglich ist, mit Übung die Symptome meiner Krankheit zu bewältigen.

Beschreibung aus dem Internet

Es fühlt sich schrecklich einsam an, an Borderline zu leiden. Ich lebe in einem Schloss mit sehr dicken Mauern, fest verschlossener Zugbrücke und verschlossener Tür. Draußen ist eine Menge versammelt – sie feiern eine Party. Aber ich kann nicht hören, worum es geht, und ich kann auch nicht mitmachen, obwohl ein Teil von mir das will. Ich stehe also am Fenster, sehe nach draußen und verstehe nicht, was sie da tun. Ich habe außerdem das Gefühl, dass sie mich sehen und auslachen. Eben weil ich weder verstehe noch zu ihnen gehöre. Ich weiß auch nicht, was ich dafür tun müsste. Das Schloss ist verlassen. Ich bin der Einzige darin. Nicht nur der einzig Lebendige, sondern überhaupt das Einzige; das Schloss ist vollkommen leer. Es gibt keine Möbel, Wandbehänge und keine Teppiche. Die Holzböden liegen nackt da, die Schränke sind leer und die Türen klemmen. Das Schloss ist riesig mit vielen Etagen und jede Etage hat viele Räume, aber jeder einzelne ist leer. Versuche dir vorzustellen, so zu leben, und du kannst ein wenig besser verstehen, wie wir uns fühlen.

Was fanden Sie in dieser Sitzung besonders hilfreich?

2. Woche: Schemas

Ablauf der Sitzung:
Ausfüllen des Best-Bogens und Notieren der Werte in der Best-Kurve
Einführung
Besprechung der Definition der Borderline-Persönlichkeitsstörung/emotional instabile Persönlichkeitsstörung
Diskussion über die Leseaufgaben
Besprechung von »Meine Ziele für Stepps«
Gefühlskalender – sich selbst einschätzen lernen
Fertigkeiten-Dokumentation
Besprechung der Helferteams

- Haben Sie weitere Namen hinzugefügt?
- Haben Sie sich mit Ihrem Team abgesprochen oder den Teammitgliedern Ihr Material gezeigt?
- Wie haben sie darauf reagiert?

Schemas

- Schema-Fragebogen
- »Was ist ein Schema?«

Hausaufgaben:

[ ] Vervollständigen der Fertigkeiten-Dokumentation
[ ] Notieren Sie täglich im Gefühlskalender, welche Spannungsgrade Sie erlebt haben.
[ ] Notieren Sie auf dem Arbeitsblatt »Wahrnehmung von Schemas«, welche Schemas Sie diese Woche verwendet haben.
[ ] Bitte vergessen Sie nicht, sich vor jeder Sitzung bei der Gruppenleitung anzumelden.
[ ] Bitte vergessen Sie auch nicht das Arbeitsbuch und die Hausaufgaben!

Schema-Fragebogen
(Bearbeitet nach: Young, J.E.: Cognitive Therapy for Personality Disorders: A Schema-focused Approach. Professional Resource Press, 2000)

Name:

Datum:

Anleitung:
Unten finden Sie verschiedene Aussagen, mit denen man sich selbst beschreiben kann. Bitte lesen Sie die Aussagen durch und entscheiden Sie, wie gut die einzelnen Aussagen Sie als Person beschreiben. Denken Sie nicht zu lange über die einzelnen Fragen nach. Wählen Sie immer die erste Zahl, die Ihnen in den Sinn kommt.

Skala: 0 = überhaupt nicht wahr, 1 = kaum wahr, 2 = ziemlich wahr, 3 = größtenteils wahr, 4 = absolut wahr

1. Ich wurde emotional im Stich gelassen.	0	1	2	3	4
2. Man schenkt mir weder Aufmerksamkeit noch Liebe.	0	1	2	3	4
3. Niemand wird jemals für mich da sein.	0	1	2	3	4
4. Ich bin für niemand etwas Besonderes.	0	1	2	3	4
5. Ich habe niemanden, der mir zuhört oder mich versteht.	0	1	2	3	4
6. Wenn jemand nett zu mir zu ist, dann will er oder sie etwas von mir.	0	1	2	3	4
Gesamtpunkte 1–6:					
7. Menschen verlassen mich früher oder später.	0	1	2	3	4
8. Ich versuche, mich nicht an andere zu binden, aus Angst, verlassen zu werden.	0	1	2	3	4
9. Am Ende werde ich allein sein.	0	1	2	3	4
10. Ich klammere mich an Mitmenschen, weil ich fürchte, verlassen zu werden.	0	1	2	3	4
11. Ich bin derjenige, der eine Beziehung beendet.	0	1	2	3	4
12. Ich habe Angst, dass Menschen, die ich liebe, jemand anderes finden und mich verlassen.	0	1	2	3	4
Gesamtpunkte 7–12:					

13. Menschen sind gefährlich und man kann ihnen nicht vertrauen.	0	1	2	3	4
14. Andere wissen zu lassen, wie ich mich fühle, macht mich verletzlich und angreifbar.	0	1	2	3	4
15. Man versucht, mich auszunutzen.	0	1	2	3	4
16. Ich prüfe Menschen auf ihre Vertrauenswürdigkeit.	0	1	2	3	4
17. Ich werde von anderen missbraucht (körperlich, emotional, sexuell).	0	1	2	3	4
18. Ich muss mich vor anderen Menschen schützen.	0	1	2	3	4
Gesamtpunkte 13–18:					
19. Ich bin anders als die anderen (im negativen Sinne).	0	1	2	3	4
20. Etwas stimmt mit mir nicht und andere wissen das.	0	1	2	3	4
21. Jeder, der mein wahres Ich erkennen würde, würde mich nicht mögen.	0	1	2	3	4
22. Ich verstecke mein wahres Ich vor den anderen.	0	1	2	3	4
23. Man will mich nie in einer Gruppe haben.	0	1	2	3	4
24. Man kann mich nicht lieben.	0	1	2	3	4
Gesamtpunkte 19.–24.:					
25. Ich kann nichts so gut wie andere.	0	1	2	3	4
26. Ich bin weder so intelligent noch so talentiert wie meine Bekannten und Kollegen.	0	1	2	3	4
27. Ich scheitere bei allem, was ich versuche.	0	1	2	3	4
28. Ich vergleiche meine Leistungen mit anderen und finde die der anderen immer besser.	0	1	2	3	4
29. Ich bin schlicht inkompetent.	0	1	2	3	4
30. Es gibt wirklich nichts, in dem ich gut bin.	0	1	2	3	4
Gesamtpunkte 25–30:					

31. Früher oder später wird etwas Schlimmes passieren.	0	1	2	3	4
32. Nichts Gutes hält lange.	0	1	2	3	4
33. Ich mache mir Sorgen, eine Panikattacke zu bekommen oder verrückt zu werden.	0	1	2	3	4
34. Die Welt ist ein gefährlicher Ort.	0	1	2	3	4
35. Mir passieren ständig schlimme Dinge.	0	1	2	3	4
36. Eine Katastrophe könnte jeden Moment eintreffen.	0	1	2	3	4
Gesamtpunkte 31–36:					
37. Ich fühle mich schuldig, wenn ich nicht die Bedürfnisse anderer vor meine eigenen stelle.	0	1	2	3	4
38. Ich kann nicht zufrieden sein, wenn andere mich nicht mögen.	0	1	2	3	4
39. »Nein« zu sagen ist egoistisch.	0	1	2	3	4
40. Um ein guter, moralischer Mensch zu sein, muss ich jedem helfen, der meine Hilfe braucht.	0	1	2	3	4
41. Wenn Leute jemanden zum Zuhören brauchen, kommen sie zu mir.	0	1	2	3	4
42. Ich finde es angenehmer, Geschenke zu machen als sie zu erhalten.	0	1	2	3	4
Gesamtpunkte 37–42:					
43. Meine Gefühle sind nicht wichtig.	0	1	2	3	4
44. Ich lasse anderen ihren Willen, damit sie nicht wütend auf mich werden.	0	1	2	3	4
45. Ich bemühe mich sehr, Konflikten aus dem Weg zu gehen.	0	1	2	3	4
46. Ich überlasse es anderen, Entscheidungen für mich zu treffen.	0	1	2	3	4
47. Ich brauche jemanden, der mein Leben bestimmt.	0	1	2	3	4
48. Ich gehe Beziehungen mit Menschen ein, die mich kontrollieren.	0	1	2	3	4
Gesamtpunkte 43–48:					

49. Andere Menschen werden mich nach einem Missgeschick weniger respektieren.	0	1	2	3	4
50. Um Hilfe zu bitten ist ein Zeichen von Schwäche.	0	1	2	3	4
51. Wenn ich etwas nicht richtig machen kann, versuche ich es gar nicht erst.	0	1	2	3	4
52. Ich muss stets der/die Beste sein.	0	1	2	3	4
53. Ich verdiene Kritik und Strafe, wenn ich einen Fehler mache.	0	1	2	3	4
54. Nichts was ich tue, ist gut genug.	0	1	2	3	4
Gesamtpunkte 49–54:					
55. Wenn ich etwas will, dann will ich es jetzt.	0	1	2	3	4
56. Ich werde wütend, wenn ich nicht das bekomme, was ich will.	0	1	2	3	4
57. Ich mag es nicht, wenn andere mir vorschreiben, was ich tun soll.	0	1	2	3	4
58. Die Gesellschaft schuldet mir etwas.	0	1	2	3	4
59. Manche meinen, ich würde große Ansprüche stellen.	0	1	2	3	4
60. Ich habe keine Zeit, etwas für andere zu tun.	0	1	2	3	4
Gesamtpunkte 55–60:					

Notieren Sie Ihre Gesamtpunkte für die einzelnen Abschnitte.

Fragen 1–6 ____________________ Emotionale Entbehrung
Fragen 7–12 ____________________ Trennungsangst
Fragen 13–18 ____________________ Misstrauen
Fragen 19–24 ____________________ Minderwertigkeit
Fragen 25–30 ____________________ Versagen
Fragen 31–36 ____________________ Anfälligkeit für Leid und Krankheit
Fragen 37–42 ____________________ Selbstaufopferung
Fragen 43–48 ____________________ Unterwerfung
Fragen 49–54 ____________________ hohe Leistungsstandards
Fragen 55–60 ____________________ Anspruchshaltung

Schreiben Sie hier die Schemas in einer Reihenfolge auf, und zwar von der höchsten bis zur niedrigsten Punktzahl:

1. ______

2. ______

3. ______

4. ______

5. ______

6. ______

7. ______

8. ______

9. ______

10. ______

Ein Schema-Gedicht

Ich habe einen kleinen Roboter
Der geht herum mit mir
Ich sag ihm, was ich denke
Ich sag ihm, was ich seh'

Ich erzähl dem kleinen Roboter
All meine Hoffnungen und Ängste
Er hört zu und erinnert
All meine Freuden und Tränen

Anfangs mein kleiner Roboter
Hörte auf mein Kommando
Aber nach Jahren des Trainings
Geriet er außer Kontrolle

Er weiß nichts von Richtig und Falsch
Oder was Wahrheit ist und Lüge
Wenn immer ich nun etwas Neues versuche
Er sagt mir, was zu tun ist

(Bearbeitung des Gedichts »My Shadow« von Robert Louis Stevenson durch Anthony Pedone)

Was ist ein Schema (Muster)?
»Ein Schema ist ein extrem stabiles und beständiges Gedankenmuster, das sich in der Kindheit entwickelt und das ganze Leben eines Menschen hindurch weiter ausgearbeitet wird. Wir betrachten die Welt durch Schemas.« (Nach Young 1999)

Wichtige Merkmale: Schemas
- sind Vorstellungen, nicht notwendigerweise die Wahrheit.
- sind wichtige Vorannahmen über sich selber und der Welt.
- werden akzeptiert und nicht hinterfragt. Sie sind übergreifend und nicht situationsabhängig.
- beeinflussen die Wahrnehmung, das Denken, Fühlen und Handeln.
- sind widerstandsfähig gegenüber Änderungen.
- sind meist der Person nicht bewusst.
- werden durch Ereignisse (Trigger) automatisch und schnell aktiviert.
- lösen intensive Gefühle, spezielle gedankliche Urteile und bestimmte Handlungsimpulse aus.
- helfen uns, den Alltag zu bewältigen, ermöglichen aber keine Veränderung.
- die durch ein Schema ausgelösten Gefühle und Gedanken führen oft, unabhängig von der Situation, zu einer Bestätigung des Schemas (selbsterfüllende Prophezeiung).

Entstehung von Schemas
Schemas entstehen in der Kindheit. Sie bilden sich aus, wenn sich eine Reaktion (emotional, gedanklich, Verhalten) wiederholt als erfolgreich erweist. Das gilt auch für im Grunde ungünstige Situationen, wie etwa ein kaltes Klima in der Familie, übertriebene oder mangelnde Fürsorge, ständige Kritik oder überzogene Leistungsansprüche der Bezugspersonen, etc. Gerade Schemas, die in Bezug auf ungünstige Situationen erworben worden sind, können aber später im Leben sehr zerstörerisch und hinderlich werden. In einem solchen Fall wird von **dysfunktionalen** (negativen) **Schemas** gesprochen.
Dysfunktionale Schemas können auf verschiedene Weise ungünstig wirken. Zunächst versperren sie eine halbwegs objektive Betrachtung und Beurteilung von Situationen, die in irgendeiner Weise an die Situation in der Kindheit erinnern (Trigger). Darüber hinaus lösen dysfunktionale Schemas in der Regel unangenehme Gefühle aus. Menschen versuchen daher oft, den unangenehmen Gefühlen aus dem Weg zu gehen, indem sie die auslösende Situation vermeiden. Die Vermeidung kann aber bedeuten, dass wichtige Erfahrungen nicht mehr möglich sind.
Um ein Schema und die damit verbundenen Gefühle und Gedanken zu verändern, muss erst einmal erkannt werden, dass ein Schema aktiviert ist.
Dafür ist es wichtig, besonders achtsam gegenüber körperlichen Reaktionen, Gefühlen und Gedanken zu sein. Haben Sie erkannt, dass ein bestimmtes Schema wirksam ist, bedarf es einiger Übung, die damit verbundene Verzerrung der Wahrnehmung gezielt zu verändern und das Verhalten daraufhin anzupassen. Durch eine solche gezielte Veränderung der Reaktion nach einer Aktivierung eines Schemas sind neue Erfahrungen möglich, die nach entsprechender Wiederholung zu einer Veränderung des Schemas führen.
Auf den folgenden Seiten werden Ihnen die 10 häufigsten dysfunktionalen (negativen) Schemas vorgestellt.
- Bearbeiten Sie bitte jedes einzelne Schema.
- Beginnen Sie mit den Schemas, welche die höchste Punktzahl in Ihrem Schemafragebogen ergeben haben.
- Notieren Sie zunächst Ihre eigenen Gedanken, die bei Ihnen mit dem Schema zusammenhängen.
- Notieren Sie dann noch Gegenannahmen, die sie den von dem Schema ausgelösten unwillkürlichen Gedanken entgegensetzen können. Wenn es Ihnen schwerfällt Gegenannahmen zu finden, dann überlegen Sie sich bitte, was Sie einer guten Freundin oder einem guten Freund sagen würden, wenn sie oder er diese Gedanken hätte.
- Vergleichen Sie Ihre eigenen Gedanken und Gegenannahmen mit den Beispielen, die Sie darunter finden. Haben Sie ähnliche Gedanken oder welche Unterschiede gibt es?

Verbreitete dysfunktionale Schemas

1. Emotionale Entbehrung (»Niemand wird für mich da sein.«)
Menschen mit diesem Schema glauben, für niemanden auf der Welt wichtig zu sein und dass eigene wichtige Bedürfnisse (z.B. Liebe, Schutz, Fürsorge usw.) von anderen nicht erfüllt werden. Sie haben es schwer, Vertrauen aufzubauen, akzeptieren keine Hilfe und erscheinen sehr selbständig, wenn auch manchmal distanziert.
Ein tiefes Gefühl von Leere führt zu hohen Ansprüchen an andere Menschen.
Menschen mit diesem Schema haben das Gefühl, dass es nie genug ist. Was immer andere ihnen anbieten, es reicht nicht.

Notieren Sie bitte Ihre eigenen Gedanken, die mit diesem Schema zusammen hängen:

____

____

____

Notieren Sie hier bitte eigene passende Gedanken, die Ihre Vorannahmen verändern können:

____

____

____

Unwillkürliche Gedanken, die mit diesem Schema zusammenhängen, können sein:
- Ich muss auf mich selbst aufpassen, denn ich kann auf niemand anderes zählen.
- Niemand kann mich verstehen.
- Ich verdiene es nicht, das zu bekommen, was ich will oder brauche.
- Jemand zu bitten, etwas für mich zu tun, ist selbstsüchtig.
- Niemand wird für mich da sein. Niemand wird meinen Bedürfnissen gerecht werden.

Gedanken, die dieses Schema verändern, können sein:
- Es gibt Menschen, die sich um mich kümmern.
- ________________ (Name) kümmert sich zumindest teilweise um mich, ohne etwas dafür von mir zu erwarten.
- Obwohl niemand mich ganz verstehen kann (ebenso wenig, wie jeden anderen auch), gibt es Menschen (z.B. andere Gruppenteilnehmer, meine Therapeutin, ein guter Freund), die versuchen, mich und meine Bedürfnisse zu verstehen.
- Ich habe gelernt, auf wen ich zählen kann, wer für mich da ist.

2. Trennungsangst (»Er/Sie wird mich auf kurz oder lang sowieso verlassen.«)
Dieses Schema beschreibt die Überzeugung, dass wichtige Beziehungen sowieso nicht halten werden, verbunden mit der ständigen Angst, verlassen zu werden. Menschen mit dieser Grundannahme verhalten sich meist widersprüchlich: Entweder sie »klammern« oder, um den Schmerz des Verlassenwerdens zu vermeiden, gehen engen Beziehungen aus dem Weg oder sie tun bewusst (oder unbewusst) etwas, um eine Beziehung zu beenden, bevor der Partner/die Freundin die Beziehung beenden kann.
Menschen mit diesem Schema bleiben oft allein und isoliert.

Notieren Sie bitte Ihre eigenen Gedanken, die mit diesem Schema zusammen hängen:

Notieren Sie bitte eigene passende Gedanken, die Ihre Vorannahmen verändern können:

Unwillkürliche Gedanken, die mit diesem Schema zusammenhängen, können sein:
- Jeder, den ich näher kennenlerne, wird mich wieder verlassen.
- Er/Sie wird mich sowieso verlassen, also kann ich die Beziehung auch gleich beenden.
- Wenn jemand dich wirklich liebt, wird er auch stets für dich da sein.
- Am Ende werde ich wieder allein sein.
- Ich kann mich niemandem annähern, weil der andere mich irgendwann verlassen wird.

Gedanken, die dieses Schema verändern, können sein:
- ______________________________ (Name) hat stets zu mir gehalten. Sogar in schweren Zeiten.
- Einige haben mich vielleicht in der Vergangenheit im Stich gelassen, aber das heißt nicht, dass jeder dies tun wird.
- Ich kann glücklich sein, ohne abgöttisch von jemand anderem geliebt zu werden.

3. Misstrauen (»Ich kann niemanden vertrauen, ich würde nur ausgenützt werden.«)
Menschen mit diesem Muster sind ständig auf der Hut, weil sie befürchten, absichtlich von anderen verletzt, ausgenutzt, betrogen, manipuliert oder unterdrückt zu werden. Wenn jemand nett zu ihnen ist, sind sie überzeugt, dass er oder sie damit etwas Bestimmtes bezweckt. Als Gegenmaßnahme könnte die Person mit diesem Schema entweder versuchen, als erster anzugreifen, oder viel Aufwand in die Rache zu investieren.
Menschen mit diesem Schema gehen oft schädigende Beziehungen ein, in der Überzeugung, nichts Besseres verdient zu haben.

Notieren Sie bitte Ihre eigenen Gedanken, die mit diesem Schema zusammen hängen:

Notieren Sie bitte eigene passende Gedanken, die Ihre Vorannahmen verändern können:

Unwillkürliche Gedanken, die mit diesem Schema zusammenhängen, können sein:
- Ich weiß, dass ich früher oder später verletzt werde.
- Menschen sind gefährlich und nicht vertrauenswürdig.
- Menschen werden mir wehtun. Ich muss mich schützen.
- Jede gute Zeit geht vorbei und dann werde ich wieder verletzt werden.
- Jemand anderes wissen zu lassen, was ich fühle, macht mich verletzlich.
- Man kann niemandem vertrauen. Ich würde nur ausgenutzt werden.
- Mein Partner tut mir weh, weil er/sie bösartig ist.

Gedanken, die dieses Schema verändern, können sein:
- Obwohl ich schon in der Vergangenheit verletzt wurde, heißt das nicht, dass jeder es auf mich abgesehen hat.
- ____________ (Name) hat mir nicht absichtlich etwas getan und man kann ihm/ihr vertrauen.
- Denjenigen, die mir nahestehen, kann ich vertrauen, dass sie mir weder schaden noch mich für ihre Zwecke missbrauchen wollen.
- Zwar gibt es gefährliche Menschen, aber es gibt auch gute Menschen auf dieser Welt.
- Falls mich jemand gelegentlich verletzt, dem ich vertraue, geschieht es normalerweise nicht absichtlich.
- Ich habe gelernt, wem ich vertrauen kann.

4. Minderwertigkeit (»Ich gehöre nicht dazu.«)

Menschen mit diesem Schema haben das Gefühl, dass sie es niemals wert sein können, von anderen Liebe, Achtung und Respekt entgegengebracht zu bekommen, egal wie sehr sie sich bemühen. Sie glauben, dass sie anders, mit einem Makel behaftet, schlecht und nicht gemeinschaftsfähig sind. Andere werden das merken, wenn sie sie näher kennen lernen.

Der Eindruck, unzureichend zu sein, führt zu ausgeprägten Schamgefühlen. Menschen mit einem solchen Schema können überempfindlich auf Kritik, Ablehnung und Anschuldigungen reagieren und handeln meist gehemmt und unsicher in Gegenwart anderer.

Notieren Sie bitte Ihre eigenen Gedanken, die mit diesem Schema zusammen hängen:

Notieren Sie bitte eigene passende Gedanken, die Ihre Vorannahmen verändern können:

Unwillkürliche Gedanken, die mit diesem Schema zusammenhängen, können sein:

- Niemand versteht mich, weil ich anders bin.
- Ich gehöre nicht dazu.
- Alle anderen sind in Ordnung, nur ich bin es nicht.

Gedanken, um dieses Schema zu verändern, können sein:

- Ich bin ein liebenswerter Mensch.
- Ich akzeptiere und mag mich.
- Ich weiß, dass es Raum für Verbesserung gibt, und ich werde weiterhin mein Leben lang lernen und wachsen, aber ich bin gleichzeitig zufrieden mit dem, was ich jetzt bin.
- Ich bin akzeptabel in den Augen anderer und ich fühle mich als Teil meines sozialen Umfelds.

5. Versagen (»Ich war noch nie gut bei irgendwas.«)
Menschen mit diesem Muster glauben, dass sie unfähig sind, ebenso gute Leistungen zu erbringen wie andere (z.B. im Beruf, in der Schule oder im Sport). Diese Menschen fühlen sich dumm, ungeeignet, untalentiert oder unwissend und versuchen erst gar nicht, Leistungen zu erbringen, weil sie ohnehin zu scheitern glauben.

Notieren Sie bitte Ihre eigenen Gedanken, die mit diesem Schema zusammen hängen:

____

____

____

Notieren Sie bitte eigene passende Gedanken, die Ihre Vorannahmen verändern können:

____

____

____

Unwillkürliche Gedanken, die mit diesem Schema zusammenhängen, könnten sein:
- Ich kann es nicht. Warum also erst versuchen?
- Ich wünschte, ich könnte sein wie ______________________ (Name).
- Ich kann gar nichts.
- Ich war noch nie gut bei irgendwas.

Gedanken, die dieses Schema verändern, können sein:
- Ich kann Ziele erreichen, die ich mir setze.
- Ich habe ein gutes Verständnis für mein Können, meine Fähigkeiten und Talente.
- Ich kann durch Situationen wachsen, mit denen ich vorher noch keine Erfahrung hatte.
- Das ist eine Herausforderung, die ich annehmen möchte: ______________________
- Ich bin kompetent, alltägliche Probleme zu bewältigen.

6. Anfälligkeit für Leid und Krankheit (»Nichts wird mir helfen, ich werde immer krank bleiben.«)
Menschen mit diesem Schema sind davon überzeugt, dass sie immer nahe daran sind, eine schlimme Katastrophe zu erleben (finanzieller Verlust, Naturkatastrophe, schwere Erkrankung, Verbrechen, usw.). Egal wie gut es im Moment läuft, Verdruss wartet bereits hinter der nächsten Ecke. Diese Menschen glauben, mit alltäglichen Schwierigkeiten nicht zurechtzukommen. Menschen mit diesem Schema treffen ausgedehnte Vorkehrungen, um sich zu schützen. Sie vermeiden angenehme Beschäftigungen, um einem eventuellen Unglück oder Unfällen vorzubeugen. Manche Menschen mit diesem Schema verlassen sich übermäßig auf andere, wenn es darum geht, Entscheidungen zu treffen oder eine neue Aufgabe anzufangen.

Notieren Sie bitte Ihre eigenen Gedanken, die mit diesem Schema zusammen hängen:

Notieren Sie bitte eigene passende Gedanken, die Ihre Vorannahmen verändern können:

Unwillkürliche Gedanken, die mit diesem Schema zusammenhängen, können sein:
- Nichts wird für mich jemals funktionieren. Ich werde für immer krank sein.
- Alles Schöne bleibt nicht für ewig. Es wird früher oder später vorbei sein und dann passiert etwas wirklich Schlimmes.
- Ich sollte auf das Schlimmste vorbereitet sein oder ich werde enttäuscht werden.

Gedanken, die dieses Schema verändern, können sein:
- Aktivitäten, die positive Reaktionen erzeugen, wie etwa Vergnügen, Ruhe, Entspannung, sind erstrebenswert, möglich und ein normaler Teil eines gesunden Lebensstils.
- Auch wenn eine Situation katastrophal erscheint, kann ich doch mit dem meisten fertig werden, womit das Leben mich konfrontiert. Ob allein oder mit der Hilfe von anderen.
- Ich konnte schon viele Katastrophen bewältigen.
- Es mögen zwar einige schlimme Dinge in meinem Leben passiert sein, aber das bedeutet nicht, dass ich weiterhin immer verletzt werde.

7. Selbstaufopferung (»Ich darf nicht nein sagen, das ist selbstsüchtig.«)
Dieses Schema beschreibt Menschen, die sich schuldig fühlen, wenn sie nicht die Bedürfnisse anderer vor ihre eigenen stellen. Um Schuldgefühle zu vermeiden, sind sie immer bemüht ihre eigenen Bedürfnisse zu opfern, um anderen zu helfen. Zu helfen vermittelt ihnen ein Gefühl von Identität. Typischerweise kümmern sich diese Menschen sehr intensiv um die ihnen nahestehenden Menschen. Dieses Schema führt häufig zu der Auffassung, dass die eigenen Bedürfnisse nicht angemessen befriedigt werden, was jenen angelastet wird, denen gerade geholfen wird. Manche Menschen schwanken zwischen Selbstaufopferung und Ansprüchlichkeit.

Notieren Sie bitte Ihre eigenen Gedanken, die mit diesem Schema zusammen hängen:

Notieren Sie bitte eigene passende Gedanken, die Ihre Vorannahmen verändern können:

Unwillkürliche Gedanken, die mit diesem Schema zusammenhängen, können sein:
- Um ein guter, moralischer Mensch zu sein, muss ich jedem helfen, der Hilfe braucht.
- Es ist am besten, meine eigenen Interessen aufzugeben, um anderen zu gefallen.
- Ich kann nicht glücklich sein, wenn andere mich nicht mögen.
- Zu jemandem »Nein« zu sagen, ist selbstsüchtig.

Gedanken, die dieses Schema verändern, können sein:
- Ich muss anderen nichts geben, um akzeptiert zu werden. Ich kann mich dazu entscheiden, zu geben.
- Auch wenn es gut ist, etwas für andere zu tun, sogar, wenn es Opfer bedeutet, bin ich für niemanden von Nutzen, wenn meine eigenen Bedürfnisse nicht befriedigt werden.
- Ich kann anderen helfen, ohne mich selbst zu verlieren.

8. Unterwerfung (»Wenn ich nicht tue, was andere von mir wollen, werde ich angegriffen.«)
Menschen, die in frühester Kindheit dieses Schema entwickelt haben, haben gelernt, dass ihre eigenen Ideen und Wünsche nicht gefragt sind. Sie lassen in Beziehungen immer anderen die Oberhand. Es ist ihnen ungeheuer wichtig, anderen Menschen zu gefallen, um nicht zurückgewiesen zu werden. Oftmals geben sie die Kontrolle über ihr Leben auf, weil sie sich von anderen dazu gedrängt fühlen. Diese Menschen fürchten oft, dass andere auf sie wütend werden oder sie verstoßen, wenn sie sich nicht unterwerfen. Sie glauben, dass eigene Gefühle, Meinungen und Bedürfnisse nicht gültig oder unwichtig sind. Wut wird häufig unterdrückt, wenn dieses Schema aktiv ist. Sie fühlen, dass sie keine eigenen Identität oder innere Richtung haben. Es kann sein, dass als Ausgleich eine intensive emotionale Anlehnung an eine wichtige Bezugsperson erfolgt, mit dem Preis, dass die eigene individuelle Entwicklung vernachlässigt wird.

Notieren Sie bitte Ihre eigenen Gedanken, die mit diesem Schema zusammen hängen:

Notieren Sie bitte eigene passende Gedanken, die Ihre Vorannahmen verändern können:

Unwillkürliche Gedanken, die mit diesem Schema zusammenhängen, können sein:
- Meine Gefühle sind nicht wichtig.
- Ich brauche jemanden, auf den ich mich verlassen kann. Allein komme ich nicht klar.
- Ich brauche jemanden, der sich ständig um mich kümmert.
- Es ist besser, meine eigenen Interessen aufzugeben, um anderen zu gefallen.

Gedanken, die dieses Schema verändern, können sein:
- Klar gesetzte Grenzen sind gesund.
- Meine Bedürfnisse sind auch wichtig.
- Ich muss mich von niemandem beherrschen lassen.
- Ich bin verantwortlich für mein eigenes Leben. Ich muss weder vom Willen anderer abhängig sein noch mich deren Willen beugen.
- Ich werde auch gemocht, wenn ich meine eigenen Interessen verfolge.

9. Hohe Leistungsstandards (»Um Hilfe zu bitten ist ein Zeichen der Schwäche, ich muss das alleine schaffen.«)
Dieses Schema beschreibt Menschen, die sich permanent unter Druck setzen, den extrem hohen Erwartungen an sich selbst gerecht zu werden und Kritik zu vermeiden. Diese Menschen glauben, wenn sie sich nur genug anstrengen, könnten sie perfekt sein. Dann würden sie endlich die Anerkennung bekommen, nach der sie sich so sehnen. Sie glauben, was immer sie auch tun, es ist nicht genug. Menschen mit diesem Schema setzen ihre Prioritäten üblicherweise auf Wohlstand und Macht auf Kosten ihrer Beziehungen, Gesundheit und ihres Glücks. Viele haben Probleme sich zu entspannen. Sie fühlen sich unter Druck und sind sehr kritisch sich selbst und anderen gegenüber.

Notieren Sie bitte Ihre eigenen Gedanken, die mit diesem Schema zusammen hängen:

Notieren Sie bitte eigene passende Gedanken, die Ihre Vorannahmen verändern können:

Unwillkürliche Gedanken, die mit diesem Schema zusammenhängen, können sein:
- Ich darf keine Fehler machen. Fehler setzen mich in den Augen anderer Menschen herab.
- Um Hilfe zu bitten ist ein Zeichen von Schwäche.
- Wenn ich etwas nicht gut oder richtig mache, gibt es keinen Grund, es überhaupt anzufangen.

Gedanken, die dieses Schema verändern, können sein:
- Ich muss keine guten Leistungen erbringen, um akzeptiert zu werden. Ich bin etwas wert, weil ich ein menschliches Wesen bin.
- Ich akzeptiere, dass niemand perfekt ist, mich eingeschlossen.
- Sich an den schönen Dingen des Lebens und an anderen Menschen zu erfreuen, ist ein lohnenswertes Ziel.
- Es lohnt sich nicht, sich wegen eines Missgeschicks aufzuregen.

10. Anspruchshaltung (»Ich will, dass meine Wünsche sofort erfüllt werden.«)
Menschen mit diesem Muster haben das Gefühl etwas Besonderes zu sein. Sie sind der Ansicht, dass sie sich nicht um Regeln und Umgangsformen kümmern müssen, die für andere Leute gelten. Sie erwarten, das zu bekommen, was sie begehren und zwar sofort. Sie haben sehr große Schwierigkeiten, Bedürfnisse, Empfindungen und Interessen anderer zu respektieren. Sie sind der Meinung, andere (und die Gesellschaft im Allgemeinen) schulden ihnen etwas. Menschen mit diesem Schema tendieren dazu, anderen ihre Meinung aufzuzwängen oder sie zu kontrollieren und treten anderen Personen gegenüber häufig mit stark konkurrenzorientiertem Verhalten auf. Gleichzeitig sind sie sich auch nicht der Entfremdung gegenüber anderen bewusst, die ein solches Verhalten nach sich zieht.

Notieren Sie bitte Ihre eigenen Gedanken, die mit diesem Schema zusammen hängen:

___

___

___

Notieren Sie bitte eigene passende Gedanken, die Ihre Vorannahmen verändern können:

___

___

___

Unwillkürliche Gedanken, die mit diesem Schema zusammenhängen, können sein:
- ______________ (Person, Organisation, Gesellschaft) schuldet es mir.
- Ich verdiene es, jetzt zu bekommen was ich will.
- Andere müssen sich warm anziehen, wenn sie es mit mir zu tun bekommen.

Gedanken, die dieses Schema verändern, können sein:
- Niemand schuldet mir irgendetwas.
- Ich brauche nicht ______________, wenn es jemand anderes verletzt oder schadet.
- Regeln sind wichtig, sie gelten auch für mich.

Aufgabe:
Entwerfen Sie bitte eine Karte mit den wichtigsten Gegenannahmen.

Wahrnehmung von Schemas – Arbeitsblatt

Notieren Sie sich während der nächsten zwei Wochen die Schemas, die Sie in Ihrem Verhalten erkennen können. Beispiel:

Situation	Mein Partner möchte sich mit einem Freund treffen.
Mein Verhalten	Ich habe Streit angefangen.
Gedanken	Wenn er mich wirklich lieben würde, bräuchte er niemanden anderen als mich.
Schema	Trennungsangst
Gegenannahme	Er liebt mich nicht weniger bzw. wird mich nicht direkt verlassen, nur weil er sich mit einem Freund trifft.

Situation	
Mein Verhalten	
Gedanken	
Schema	
Gegenannahme	

Situation	
Mein Verhalten	
Gedanken	
Schema	
Gegenannahme	

Situation	
Mein Verhalten	
Gedanken	
Schema	
Gegenannahme	

Situation	
Mein Verhalten	
Gedanken	
Schema	
Gegenannahme	

Was fanden Sie in dieser Sitzung besonders hilfreich?

STEPPS
Das Trainingsprogramm

Arbeitsbuch

Teil 2 – Umgang mit Emotionen trainieren

TEIL 2: Umgang mit Emotionen trainieren

3. Woche: Distanz finden

Ablauf der Sitzung:
Ausfüllen des Best-Bogens und Notieren der Werte in der Best-Kurve
Gefühlskalender – sich selbst einschätzen lernen
- Wie häufig sind die einzelnen Spannungsgrade in der Woche aufgetreten?

Fertigkeiten-Dokumentation
- Welche Fertigkeiten haben Sie angewendet?

Besprechen der Schemas
Text »Autobiografie in fünf kurzen Kapiteln«
Fertigkeit 1: Distanz finden während einer emotionalen Krise
- Achtsames Atmen

Hausaufgaben:

[ ] Ausfüllen der Fertigkeiten-Dokumentation
[ ] Lesen von »Distanz finden während einer emotionalen Krise«
[ ] Nutzen Sie den Gefühlskalender jeden Tag:
- Notieren Sie täglich im Gefühlskalender, welche Spannungsgrade Sie erlebt haben.
- Notieren Sie sich jede emotionale Krise.
- Halten Sie fest, was genau Sie während einer Krise gemacht haben.

[ ] Üben Sie mindestens einmal pro Tag achtsames Atmen.
[ ] Laden Sie die Mitglieder Ihres Helferteams zur geplanten Informationsveranstaltung für Helferteams ein.

Sie wissen, dass Sie die Fertigkeit »Distanz finden« nutzen, wenn …

1. Sie negative Emotionen fühlen und wissen, dass es möglich ist, diese auszuhalten, ohne sie betäuben zu müssen.
2. Sie gewillt sind, sich zu entspannen!
3. Sie sich kompetent fühlen.
4. Sie wissen, dass Sie die Zukunft nicht vorhersagen können.
5. Sie sich jedem Tag stellen und die vordringlichsten Aufgaben zuerst erledigen.
6. Sie es ertragen können, wenn Dinge mal schieflaufen.
7. Sie die Dinge auch mal langsamer angehen können.
8. Sie tief atmen können.
9. Sie sich dafür entscheiden, sich zu entspannen und ruhig zu atmen.
10. Handlungen nicht Ihren Charakter bestimmen. Ihre Handlungen können gut oder schlecht sein, machen aber nicht Sie gut oder schlecht.
11. Sie sagen können: »Auch das wird mal vorbeigehen.«
12. Sie sich selbst gratulieren, dass Sie diese Bewältigungsmethode beherrschen.
13. Sie sagen können: »Das ist nur vorübergehend.«
14. Sie in der Gegenwart verweilen. Sie wissen, Sie sind in Sicherheit. Es ist ein wundervoller Augenblick.

Bitte vergessen Sie nicht, sich vor jeder Sitzung bei der Gruppenleitung anzumelden.
Vergessen Sie auch nicht das Arbeitsbuch und die Hausaufgaben!

Autobiografie in fünf kurzen Kapiteln
Von Portia Nelson

Kapitel 1
Distanz finden

Ich gehe die Straße entlang,
Da ist ein tiefes Loch im Gehweg.
Ich falle hinein.
Ich bin verloren ... ich bin hilflos.
Es ist nicht meine Schuld.
Es dauert endlos, bis ich wieder herausfinde.

Kapitel 2
Kommunizieren

Ich gehe dieselbe Straße entlang,
Da ist ein tiefes Loch im Gehweg.
Ich tue so, als sähe ich es nicht.
Ich falle wieder hinein.
Ich kann nicht glauben, schon wieder am selben Ort zu sein.
Aber es ist nicht meine Schuld.
Immer noch dauert es sehr lange, herauszukommen.

Kapitel 3
Gedanken hinterfragen

Ich gehe dieselbe Straße entlang,
Da ist ein tiefes Loch im Gehweg.
Ich sehe es.
Ich falle immer noch hinein ... aus Gewohnheit ... aber
Meine Augen sind offen.
Ich weiß, wo ich bin.
Es ist meine Schuld.
Ich komme sofort heraus.

Kapitel 4
Sich ablenken

Ich gehe dieselbe Straße entlang,
Da ist ein tiefes Loch im Gehweg.
Ich gehe darum herum.

Kapitel 5
Probleme bewältigen

Ich gehe eine andere Straße entlang.

Fertigkeit 1: Distanz finden in einer emotionalen Krise

Wenn Sie sich mitten in einer intensiven emotionalen Verfassung oder Krise befinden, geschehen viele Dinge auf einmal und scheinbar auch sehr schnell. In einer solchen Situation ist es sehr leicht, sich vollkommen gelähmt zu fühlen. Oft werden Sie einen Sturm aufkommen sehen und vor Angst erstarren ... Sie können sich nicht mehr bewegen. Sie sehen den Wind, dann Regen, dann noch mehr Wind und noch mehr Regen ... dann scheint es so, als würden Wind und Regen sich gegenseitig jagen – so schnell und kraftvoll, wie sie nur können; herum und herum, ohne dabei gehindert zu werden. Es wird ein gewaltiger, mächtiger, zerstörerischer Orkan in Ihrem Innern, der scheinbar nicht mehr aufzuhalten ist. Es ist beängstigend und Sie fühlen sich hilflos.

Emotionale Krisen können wie ein solcher Orkan sein. Erst haben Sie Emotionen, dann Gedanken, dann noch mehr Emotionen, noch mehr Gedanken, dann fangen beide an, sich gegenseitig hinterherzujagen. Sie kreisen immer schneller und schneller um Sie herum und steigern sich gegenseitig immer mehr zu starken, überwältigenden Emotionen und zerstörerischen, finsteren Gedanken, bis sie anfangen ein Eigenleben zu entwickeln ... ein emotionaler Orkan, der nur Trümmer und Zerstörung in Ihrem Leben zurücklässt. Es ist wirklich angsteinflößend und Sie fühlen sich vielleicht wieder so, als könnten Sie nichts dagegen tun.

Menschen, die einfach nur dastehen und dem sie umgebenden Orkan zusehen, werden vermutlich nicht überleben. Diejenigen, die überleben, sind die, die die Vorzeichen des aufkommenden Sturms erkennen, diese Tatsache akzeptieren und sich entsprechend vorbereiten. Sie verneinen weder die Existenz dieses Sturms, noch versuchen sie, vor ihm wegzulaufen oder ihn zu bekämpfen. Stattdessen suchen sie Schutz – sie überleben.

Jeder Mensch hat Gefühle und Gedanken. Die Schwierigkeit bei der Borderline-Störung hat zwei Seiten:

- Gefühle sind extrem und außergewöhnlich intensiv und
- die Wahrnehmung (Gedanken und Ansichten) ist verzerrt.

Das bedeutet, Ihre Gedanken entwickeln ein Eigenleben, entfernen sich von der Realität und der jeweiligen Situation und beginnen eine kreisende Hetzjagd mit Ihren Emotionen. (Später werden Sie lernen, solche Gedanken infrage zu stellen. Diese Gedanken mögen zwar während Ihrer Kindheit eine gewisse Bedeutung gehabt haben, passen aber nicht mehr in Ihr Leben als Erwachsener.) Menschen mit emotionaler Instabilität leugnen diese emotionalen Krisen oft, sie flüchten vor ihnen oder versuchen sie zu bekämpfen.

Die erste Fertigkeit zum Überleben einer solchen Krise ist, zu erkennen, was geschieht, und sich dann zu distanzieren. Gehen Sie in sich und betrachten Sie, was um Sie herum geschieht. Vollständig beherrscht ist diese Fertigkeit sehr wirkungsvoll. Dazu bedarf es allerdings einiger Übung. Sie müssen lernen, sich einzugraben, um dem Orkan standzuhalten. Dabei dürfen Sie weder in Panik geraten und weglaufen noch vor Angst erstarren.

Stopp – betrachten Sie, wie der Himmel sich verdunkelt, Ihre Emotionen stärker werden und Ihre Gedanken an Fahrt gewinnen. Merken Sie sich die Bedingungen, die für die Entstehung des Sturms günstig sind und suchen Sie dann einen Unterschlupf. Schützen Sie sich vor Wind und Regen (negative Gedanken). Schützen Sie sich vor dem Sturm. Stellen Sie Distanz zu Ihren Gefühlen und Gedanken her. Lassen Sie sie sich um Sie herum austoben – ignorieren Sie sie nicht, lassen Sie sich aber nicht in den Wirbelsturm hineinzerren. Gehen Sie lieber zu einem sicheren Ort. Gehen Sie nicht in das Zentrum Ihrer Gefühle (das, was ihre Emotionen auslöst) und Gedanken, aber beobachten Sie die Ereignisse (Sturm).

Erkennen

Betrachte die Welt um dich herum.
Beurteile nicht, kritisiere nicht, interpretiere nicht.
Versuche nicht, diese Welt zu verändern oder zu kontrollieren.
Sieh sie dir einfach an und akzeptiere sie.

Stoppen

1. Stehen oder sitzen Sie zehn Minuten lang am selben Platz.
   - Wenn Sie am Beginn der Krise gestanden haben, setzen Sie sich.
   - Wenn Sie am Beginn der Krise gesessen haben, stehen Sie auf.

2. Richten Sie Ihren Blick auf ein einzelnes Objekt (z.B. eine Kerze, ein beruhigendes Bild).

3. Nehmen Sie zehn tiefe Atemzüge in der Art, wie Sie es in der Gruppe gelernt haben.

Beobachten

4. Sehen Sie sich an, was Sie gemacht haben. Benennen Sie Ihr Verhalten (etwa schreien, weinen) – beurteilen Sie Ihre Handlungen jedoch nicht danach, ob sie gut oder schlecht waren. Schreiben Sie auf, was Sie bemerkt haben.
Ich habe:

5. Beobachten Sie Ihre Gefühle. Meine Gefühle:
   - sind außer Kontrolle;
   - beherrschen mich;
   - tun mir weh;
   - bringen mich dazu, andere kontrollieren zu wollen;
   - bringen mich dazu, anderen wehzutun.

6. Beobachten Sie ihre Gedanken. Meine Gedanken:
- überschlagen sich;
- sind negativ;
- zerreißen mich;
- sind schmerzhaft.

7. Welche Schemas beeinflussen Sie wohl?

8. Nehmen Sie einfach den tobenden Sturm in ihrem Innern wahr.

Distanz finden

9. Akzeptieren Sie die Tatsache, dass der Sturm kommt. Verwenden Sie dafür Ihre eigenen Worte: (z.B. »Ich habe eine Krankheit … Ich bin kein schlechter Mensch … Diese Gedanken, Impulse und Gefühle sind bloß meine Krankheit …«)

10. Gehen Sie einen Schritt zurück, ein paar Schritte weg, suchen Sie Schutz – gehen Sie aus dem Sturm heraus. Ein sicherer Ort für mich ist (z.B. mein Schlafzimmer mit verschlossener Tür, ein Lieblingsstuhl, die Terrasse, ein öffentlicher Platz oder Park, mein Wagen – nicht fahrend):

11. Gehen Sie zu Ihrem sicheren Ort und lenken sich ab mit:
- anderen Gedanken

- gegensätzlichem oder neutralem Verhalten

- Aktivitäten

- Verlassen Sie die Situation.
- Andere Ideen:

12. Erschaffen Sie sich ein beruhigendes Bild, benutzen Sie dafür Zeitschriftenausschnitte, Zeichnungen usw.

Durch tiefes Atmen im Hier und Jetzt bleiben

Sich auf die Atmung zu konzentrieren ist eine Strategie, »gegenwärtig« zu bleiben, wenn Gedanken und Gefühle in Ihrem Kopf herumkreisen. Wenn Sie gereizt oder angespannt sind, fällt das Atmen schwerer und Sie atmen eventuell sehr schnell. Diese Probleme mit der Atmung können zu noch mehr Anspannung und Stress führen. Die folgenden Übungen sollen helfen, Ihre Atmung zu verlangsamen. Dies wird Ihnen dabei helfen, Körper und Geist von den intensiven Gefühlen zu entlasten, und es wird Sie von den überwältigenden augenblicklichen motionen ablenken. Damit dieser Effekt in einer emotionalen Krise spürbar wird, müssen Sie die Übungen täglich machen, auch wenn Sie sich gerade nicht in einer Krise befinden. Damit wird Ihnen die Anwendung der Übungen während einer Krise leichter fallen.

Tiefes Atmen ist ein »jederzeit verfügbares Werkzeug«, um mit intensiven Gefühlen umzugehen. Sie können es überall einsetzen (in der Schule, am Arbeitsplatz, im Bus, in der Warteschlange usw.)

Tiefe Bauchatmung: Legen Sie sich auf den Bauch auf den Boden, die Arme locker um den Kopf herumgelegt. Nehmen Sie einen tiefen Atemzug durch die Nase und atmen Sie langsam durch den Mund wieder aus, wobei Sie das Ausatmen möglichst lang strecken. Wenn Sie durch die Nase einatmen, merken Sie, dass Ihr Bauch sich gegen den Boden drückt. Beim langsamen Ausatmen durch den Mund hingegen fühlen Sie, wie Ihr Bauch sich nach oben bewegt. Üben Sie dies, solange Sie ohne Schwierigkeiten ein- und ausatmen können.

Drehen Sie sich jetzt auf den Rücken und legen Sie ein kleines Buch auf Ihren Bauch. Während Sie durch die Nase einatmen, bewegt sich das Buch nach oben. Wenn Sie langsam durch den Mund ausatmen, sinkt das Buch wieder herunter.

Zählen während des Atmens: Nachdem Sie sich die erste Methode angeeignet haben, fangen Sie an, während des Ein- und Ausatmens zu zählen. Zählen Sie beim Einatmen durch die Nase und beim Ausatmen durch den Mund jeweils bis 4. Wenn Sie dies ohne Probleme schaffen, zählen Sie beim Einatmen bis 4 und beim Ausatmen bis 8. Danach zählen Sie beim Einatmen bis 4 und beim Ausatmen bis 12. Zum Schluss versuchen Sie, beim Einatmen bis 4 und beim Ausatmen bis 16 zu zählen.

Sie wissen, dass Sie die Fertigkeit »Distanz finden« nutzen, wenn …

1. Sie negative Emotionen fühlen und wissen, dass es möglich ist, diese auszuhalten, ohne sie betäuben zu müssen.

2. Sie gewillt sind, sich zu entspannen!

3. Sie sich kompetent fühlen.

4. Sie wissen, dass Sie die Zukunft nicht vorhersagen können.

5. Sie sich jedem Tag stellen und die vordringlichsten Aufgaben zuerst erledigen.

6. Sie es ertragen können, wenn Dinge mal schieflaufen.

7. Sie die Dinge auch mal langsamer angehen können.

8. Sie tief atmen können.

9. Sie sich dafür entscheiden, sich zu entspannen und ruhig zu atmen.

10. Handlungen nicht Ihren Charakter bestimmen. Ihre Handlungen können gut oder schlecht sein, machen aber nicht Sie gut oder schlecht.

11. Sie sagen können: »Auch das wird mal vorbeigehen.«

12. Sie sich selbst gratulieren, dass Sie diese Bewältigungsmethode beherrschen.

13. Sie sagen können: »Das ist nur vorübergehend.«

14. Sie in der Gegenwart verweilen. Sie wissen, Sie sind in Sicherheit. Es ist ein wundervoller Augenblick.

Was fanden Sie in dieser Sitzung besonders hilfreich?

4. Woche: Kommunizieren, Teil I

Ablauf der Sitzung:
Ausfüllen des Best-Bogens und Notieren der Werte in der Best-Kurve
Entspannungsübung
Gefühlskalender – sich selbst einschätzen lernen
- Wie häufig sind die einzelnen Spannungsgrade in der Woche aufgetreten?

Fertigkeiten-Dokumentation
- Welche Fertigkeiten haben Sie angewendet?

Rückblick auf »Distanz finden während einer emotionalen Krise«
Fertigkeit 2: Kommunizieren
- Gefühle vermitteln
- Gedanken vermitteln
- Körperliche Empfindungen vermitteln

Hausaufgaben:

[ ] Ausfüllen der Fertigkeiten-Dokumentation
[ ] Nutzen Sie den Gefühlskalender jeden Tag. Auf welchen Ebenen befinden Sie sich während der Woche? Beschreiben Sie:
- die Situation,
- Ihre Gefühle,
- Ihre körperlichen Empfindungen,
- Ihre Gedanken,
- welche Schemas Ihren Gedanken zugeordnet werden können,
- Ihre Handlungsimpulse,
- Ihr Verhalten.

[ ] Ausfüllen des Arbeitsblatts »Wie sich Gefühle vermitteln lassen«: Finden Sie mindestens eine Beschreibung für jedes einzelne Gefühl.

Sie wissen, dass Sie die Fertigkeit »Kommunizieren« einsetzen, wenn …

1. Sie in der Lage sind, negative und positive Emotionen zu identifizieren (etwa Wut, Trauer, Freude).

2. Ihre Gefühle einen Wert haben, auch wenn Ihre Gedanken verzerrt sein sollten.

3. Sie Ihre Gefühle nicht verurteilen. Sie sind weder gut noch böse.

4. Sie sich weigern, zu verallgemeinern.

5. Sie alle Ihre Gefühle zulassen.

Bitte vergessen Sie nicht, sich vor jeder Sitzung bei der Gruppenleitung anzumelden.
Vergessen Sie auch nicht das Arbeitsbuch und die Hausaufgaben!

Progressive Muskelentspannung

Das Lernen dieser Technik kann sehr hilfreich sein, um innere Unruhe abzubauen. Der Körper reagiert auf aufwühlende Gedanken und Erlebnisse mit einer erhöhten Muskelanspannung. Das Abbauen dieser Muskelspannung führt zu einer Verminderung der Unruhe. Übungen zur Muskelentspannung werden schon auf vielerlei Art für therapeutische Zwecke benutzt, etwa bei Schlafstörungen, Depressionen, Magenbeschwerden, Muskelkrämpfen, Nacken- und Rückenschmerzen, hohem Blutdruck sowie bei Angstzuständen.

Den meisten fällt es nicht auf, wie viel Spannung sich in den Muskeln ansammelt, besonders in Muskelgruppen des Nackens oder im Rücken. Progressive Muskelentspannung erlaubt es Ihnen, schrittweise den Unterschied zwischen Anspannung und Entspannung in verschiedenen Muskelgruppen wahrzunehmen. Diese Übung hilft Ihnen auch bei der Fertigkeit »Distanz finden«, weil das Spüren der einzelnen Muskeln in Ihrem Körper Ihre vollständige Aufmerksamkeit verlangt.

Es ist wichtig, diese Übung täglich zu wiederholen, gerade dann, wenn Sie sich nicht besonders angespannt oder gestresst fühlen. Durch das regelmäßige Üben werden Sie es leichter haben, die Methode im Ernstfall wirkungsvoll einzusetzen. Sie selbst (oder ein Freund/eine Freundin mit einer angenehmen, weichen und besänftigenden Stimme) können die folgenden Anweisungen auch aufzeichnen. Mit dem Abspielen der Aufnahme fällt es Ihnen vielleicht leichter, sich die Reihenfolge der verschieden Muskelgruppen einzuprägen. Sie können sich während der Übung entweder hinlegen oder sich auf einen Stuhl setzen, wobei Sie Ihren Kopf abstützen. Manche finden es am günstigsten, die Übung kurz vor dem Schlafengehen durchzuführen, weil sie nach der Progressiven Muskelentspannung besser schlafen können.

Sie spannen jeweils einzelne Muskelgruppen an und halten diese Anspannung 5–7 Sekunden lang, danach entspannen Sie die jeweilige Muskelgruppe 20–30 Sekunden lang. Während Sie Ihre Muskeln entspannen, geben Sie sich eine beruhigende Anweisung, etwa:

- Lass all die Verspannung aus den Muskeln entweichen.
- Lass los und lass die Muskeln sich entspannen.
- Spüre, wie die Anspannung davonfließt.
- Spüre, wie es sich anfühlt, wenn die Anspannung die Muskeln verlässt.

Bringen Sie am Anfang der Übung Ihren Körper in eine möglichst bequeme Position. Machen Sie ein oder zwei lange Atemzüge, wobei Sie durch die Nase ein- und durch den Mund langsam wieder ausatmen. Zählen Sie beim Einatmen bis 4 und beim Ausatmen bis 8. Atmen Sie weiter auf diese Weise während der restlichen Sitzung. Ballen Sie nun so fest wie möglich Ihre rechte Faust, nehmen Sie die Spannung und Härte wahr und lassen die Faust ungefähr 5–7 Sekunden so angespannt. Öffnen Sie Ihre Hand jetzt wieder. Bemerken Sie den Unterschied, während sich Ihre Muskeln wieder entspannen. Wiederholen Sie die Schritte nun für Ihre linke Faust. Ballen Sie die Hand so fest wie möglich für 5–7 Sekunden, lassen Sie los und spüren Sie den Unterschied. Benutzen Sie eine der oben aufgeführten Aussagen, während Sie Ihre Faust wieder öffnen.

Als Nächstes winkeln Sie Ihren rechten Arm so weit an, dass Ihr Ellbogen auf die Zimmerdecke zeigt, damit sich die Muskeln des Ober- und Unterarms anspannen. Konzentrieren Sie sich erneut auf dieses Gefühl der Anspannung. Lassen Sie dann los und strecken Sie Ihren Arm wieder. Fühlen Sie, wie sich die Muskeln im rechten Oberarm entspannen und sich dieses Gefühl dann bis zum Unterarm und den Fingerspitzen verbreitet. Wiederholen Sie dieses Verfahren nun bei Ihrem linken Arm. Krümmen Sie ihn, sodass der Ellbogen an die Decke zeigt, und spannen Sie Ober- und Unterarm an. Halten Sie die Spannung und konzentrieren Sie sich darauf, wie es sich anfühlt. Lassen Sie dann wieder los und den Arm nach unten baumeln. Verfolgen Sie, wie die Entspannung sich ihren Weg vom linken Oberarm über den Unterarm bis zu Ihrer Hand und zu den Fingerspitzen bahnt.

Wenden Sie jetzt Ihre Aufmerksamkeit Ihrem Kopf und Gesicht zu. Runzeln Sie Ihre Stirn so fest wie möglich und entspannen Sie sie dann wieder. Kneifen Sie danach Ihre Augen so fest wie möglich zusammen. Merken Sie, wie sich Ihr gesamtes Gesicht zusammenzieht? Entspannen Sie Ihre Augenlider nun wieder, lassen aber Ihre Augen geschlossen. Vergessen Sie nicht, einen der oben vorgeschlagenen Sätze zu verwenden. Jetzt beißen Sie fest Ihre Zähne zusammen und grinsen breit. Spüren Sie die Anspannung in Ihrem Kiefer? Entspannen Sie Ihren Kiefer wieder und spüren den Unterschied zwischen Anspannung und Entspannung. Zuletzt formen Sie mit Ihren Lippen ein »O«, ähnlich wie bei einem übertriebenen Kuss, und fühlen, wie die Spannung in diesem Gesichtsbereich ansteigt. Lassen Sie dann los und konzentrieren Sie sich auf das entspannende Gefühl, das langsam von Ihrer Stirn hinabgleitet, an den Augen vorbei, Ihre Wangen entlang bis hinab zu Ihrem Mund und Kiefer. Nehmen Sie einen weiteren tiefen Atemzug.

Lehnen Sie Ihren Kopf so weit wie möglich zurück und spüren die Anspannung in Ihrem Genick (Machen Sie dies nicht, wenn Sie unter ernsthaften Nackenproblemen leiden). Rollen Sie Ihren Kopf von rechts nach links, spüren Sie wie die Anspannung Ihren Bewegungen folgt. Bringen Sie Ihren Kopf danach langsam wieder in eine entspannte Position. Konzentrieren Sie sich dabei wieder auf das Gefühl der Entspannung.

Wenden Sie sich nun dem Rücken zu. Versuchen Sie, sich so weit nach hinten zu verrenken, dass beide Schulterblätter sich treffen. Spüren Sie das Zerren im Brustkorb- und Rückenbereich (Auch hier sollten Sie die Übung nicht durchführen, wenn Sie unter Rückenproblemen leiden). Bleiben Sie für einen Moment in dieser Position, fühlen Sie die Anspannung und lassen dann die Schulterblätter los und den Kopf wieder nach vorne kommen. Lassen Sie diesen Bereich sich mehr und mehr entspannen und nehmen einen weiteren tiefen Atemzug. Jetzt spannen Sie Ihren Bauch an und pressen mit Ihrem Rücken gegen Ihren Sitz oder Ihr Bett und halten die Spannung im Bauch. Dann entspannen Sie diese Muskeln. Um den Effekt zu verstärken, legen Sie Ihre Hand auf Ihren Bauch und nehmen einen tiefen Atemzug durch die Nase bis zu dem Punkt, wo Sie fühlen, dass Ihr Bauch gegen Ihre Hand drückt. Halten Sie einen Moment an, dann entspannen Sie sich wieder und atmen durch Ihren Mund alle Luft heraus. Nehmen Sie wahr, wie Ihr Bauch wieder zurückfällt und Sie sich entspannter fühlen.

Kneifen Sie jetzt die Pobacken zusammen und spüren Sie die Anspannung. Wenn Sie die Anspannung wieder lösen, denken Sie an eine oder zwei Entspannungsaussagen. Bemerken Sie wieder den Unterschied zwischen der erzeugten Anspannung und der nachfolgenden Entspannung Ihrer Muskeln. Zählen Sie langsam bis 4 und atmen Sie während dieser Zeit tief durch Ihre Nase ein. Atmen Sie danach langsam durch den Mund wieder aus, während Sie bis 8 zählen.

Heben Sie nun Ihr rechtes Bein ein wenig an und zeigen Sie mit dem Fuß auf Ihren Kopf, was Spannung in Ihrem rechten Wadenmuskeln erzeugt. Lassen Sie dann die Anspannung wieder los. Spüren Sie den Gegensatz zwischen Anspannung und Entspannung? Wiederholen Sie dasselbe mit dem linken Bein. Heben Sie es ein wenig an, zeigen Sie mit den Zehenspitzen auf Ihren Kopf, spannen Sie Ihre linken Wadenmuskeln an. Lassen Sie dann die Anspannung los. Bemerken Sie den Unterschied zwischen Anspannung und Entspannung?

Zu guter Letzt zeigen Sie mit Ihrem rechten Fuß von sich weg, krümmen Ihre Zehen fest zusammen und lassen dann schnell wieder los (um einen Fußkrampf zu vermeiden). Wiederholen Sie dies nun mit dem linken Fuß. Nehmen Sie noch ein paar tiefe Atemzüge und stellen Sie sich vor, wie eine Art Band der Ruhe sich langsam, beginnend am Kopf, an Ihrem Körper herabbewegt, Ihr Gesicht und Ihren Nacken streichelt, über Ihre Schultern und beide Arme herabgleitet, den Bauch und das Gesäß hinunter und von dort langsam, aber unaufhaltsam seinen Weg fortsetzt über die Füße bis zu den Zehenspitzen. Nehmen Sie sich Zeit und sitzen oder liegen Sie noch für einen Moment still da und spüren, wie Sie sich wirklich entspannt fühlen. Wenn Sie immer noch Anspannung in einem Körperbereich spüren, so wiederholen Sie die Übung für diese Muskelgruppe.

Machen Sie diese Übung täglich. Irgendwann werden Sie einen Punkt erreichen, an dem Sie nur noch ein oder zwei Muskeln anspannen müssen, um das darauf folgende Gefühl der Entspannung sich auf Ihrem Körper ausbreiten zu lassen.

(Nach Davis, M.; Eshelman, E.R.; McKay, M.: The Relaxation and Stress Reduction Workbook. New Harbinger Publications, 1988)

Fertigkeit 2: Kommunizieren

Inmitten eines emotionalen Sturms, während Sie versuchen, die Sie umgebende innere und äußere Verwirrung zu begreifen, ist nicht nur die Kommunikation mit anderen schwierig, sondern auch die mit Ihnen selbst. Es erscheint fast so, als sprächen Sie zu sich selbst in einer fremden Sprache. Sie haben zwar diese intensiven Emotionen, können sie aber bisweilen nicht einmal genau beschreiben. Es gibt keine passenden Worte und wenn Sie versuchen, welche zu finden, erscheinen sie Ihnen nicht passend oder ausreichend genug, um die Intensität der Gefühle zu beschreiben.

Sie beschreiben einen »Funken«, wenn in Ihrem Inneren gerade ein Feuer tobt. Was Ihnen sonst gute Dienste geleistet hat, Ihre Fähigkeit zu kommunizieren, büßt nun an Wirksamkeit ein, Ihnen dabei zu helfen, zu verstehen und verstanden zu werden. Was Ihnen bleibt, ist ein Gefühl der Einsamkeit.

Sie beginnen dann, Ihre Gefühle zu hassen und betrachten sie als erbitterten Feind. Sie fangen an, über sich selbst und andere harsch zu urteilen. Die Macht dieser Urteile ist ungeheuer schwächend. Die Emotionen führen zu Gedanken, die Sie zusätzlich hinunterziehen, und das wiederum führt zu Emotionen, die selbstzerstörerisch sein können. Sie sind, vom Sturm umzingelt, wieder einmal nicht in der Lage, Ihrem inneren emotionalen Orkan zu entkommen. Mit einiger Übung allerdings können Sie eine Fertigkeit erwerben, mit deren Hilfe Sie auch während einer emotionalen Krise mit sich selbst und anderen in Verbindung bleiben können. Diese Fertigkeit heißt **Kommunizieren.** Sie hilft Ihnen, durch den Kontakt zu anderen und zu sich selbst zu überleben. Es ist Ihre Verbindung.

Um effektiv während einer Krise zu kommunizieren, ist es nötig, dass Sie schlicht **das benennen**, was Sie **wahrnehmen**, ohne dabei etwas hinzuzufügen oder zu verschweigen. Beurteilen Sie nicht, was Sie wahrnehmen. Teilen Sie das, was Sie wahrnehmen, in verschiedene Kategorien.

Gefühle vermitteln

Menschen machen oft den Fehler, ihre Gefühle in positive und negative einzuteilen. So beschreiben wir vielleicht Glück und Stolz als positive Gefühle und Wut und Trauer als negative Gefühle. Bewertungen von Gefühlen haben großen Einfluss auf unser Selbstbewusstsein. Zum Beispiel können Sie sich schlecht dabei fühlen, andere um Trost zu bitten, wenn Sie traurig sind. Der Grund ist, dass Sie beschämt sind wegen Ihrer »negativen« Emotion Trauer. Sie müssen den Gefühlen diesen Einfluss auf Ihr Selbstbewusstsein nehmen. Sie können dadurch zwar an der Intensität der Emotionen nichts ändern, an ihren Auswirkungen allerdings schon.

Emotionen haben keinen moralischen Wert. Sie sind weder falsch noch richtig – sie sind einfach da. Gefühle sind Informationen, wie wir innerlich reagieren. Sie können sich gut oder auch nicht gut anfühlen, aber das bedeutet nicht, dass es sich dann um schlechte Emotionen handelt. Emotionen sind eine Gabe, die wir alle besitzen. Sie geben uns die Fähigkeit, unser innerstes Empfinden auf eine verständliche Weise anderen Menschen und auch uns selbst zu vermitteln. Erst fühlen wir eine Emotion und dann versuchen wir, Worte dafür zu finden. Ihre Aufgabe wird es sein, für Ihre Gefühle Worte oder Namen zu finden, die möglichst frei von Wertungen sind. Erkennen Sie Ihre Gefühle als Tatsache an und versuchen Sie dann, dafür objektive Namen zu finden. Um die jeweiligen Gründe kümmern Sie sich nicht. Beurteilen Sie die Emotion nicht.

Gedanken vermitteln

Menschen mit emotionaler Instabilität müssen zur Bewältigung ihrer Erkrankung lernen, ihr Erleben mit Distanz zu beschreiben und zu vermitteln. Dazu bedarf es der Fähigkeit,

- die Hintergründe außer Acht zu lassen,
- sich zu distanzieren,
- zu verdeutlichen, wie sich die Krankheit während der momentanen Krise oder des momentanen Geschehens zeigt.

Wenn Sie sich allerdings zu sehr mit den Gründen für Ihre Gefühle und Gedanken beschäftigen, werden sich die Intensität der Emotionen und das Gefühl der Hilflosigkeit steigern.

So wie Gefühle bloß Gefühle sind, sind auch Gedanken nur Gedanken und machen Sie nicht zu einem schlechten oder guten Menschen. Sie zeichnen Sie lediglich als Menschen aus. Wie jeder andere Mensch auch haben Menschen mit emotionaler Instabilität alle Arten von Gedanken. Die Fertigkeit, Ihre Gedanken zu vermitteln, wird Ihnen helfen, der Krankheit nicht vollkommen hilflos ausgeliefert zu sein.

Beschreiben Sie dazu, in welche Kategorien Ihre Gedanken einzuordnen sind. Machen Sie sich keine Sorgen über das, was sie aussagen, und unterscheiden Sie sie nicht in gut oder böse (obwohl einige Gedanken positive, andere negative Beweggründe haben). Es sind bloß Gedanken. Wir werden uns später mit Gedanken intensiver auseinandersetzen und mit der Fertigkeit, Gedanken zu hinterfragen.

Körperliche Empfindungen vermitteln

Körperliche Empfindungen sind oft die ersten Hinweise für die Position und Veränderungen im Gefühlskalender. Sie sind gewöhnlich an die emotionale Verfassung gekoppelt und können daher helfen, Emotionen zu benennen. Bestimmte körperliche Empfindungen können zudem auftreten, wenn ein spezifisches Schema wirksam ist.

Übliche körperliche Empfindungen

Magen- u. Darmbereich	Muskulatur
Übelkeit	Muskelanspannung oder Verkrampfung
Bauchschmerzen	Steifheit
Schmetterlinge im Bauch	Zusammengebissener Kiefer
Magenverstimmung	Zusammengezogenes
Aufblähen	Beben/Zittern
Unterleibsverkrampfung	Zuckungen
Sodbrennen	Schüttelfrost
Rülpsen	Ungewöhnliche Bewegungen
Kloß im Hals	Verkrampfte Körperhaltung
Probleme beim Schlucken	Schwitzen
Würgen	Zähneknirschen
Appetitverlust/-steigerung	
Atmung	**Herz**
Kurzatmigkeit	Schneller Herzschlag
Atmungsschwierigkeiten	Langsamer Herzschlag
Keuchen	Unregelmäßiger Herzschlag
Engegefühl in der Brust	Herzklopfen
	Herzrasen
Neurologisch	**Sinneseindrücke**
Kopfschmerzen	Verschwommene Sicht
Kribbeln	Doppelbilder
Taubheit	Photophobie (empfindlich gegenüber Licht)
Schmerzende Gliedmaßen	Hyperakusis (empfindlich gegenüber Geräuschen)
Schwindelgefühl	Tinnitus (Ohrensausen)
Gleichgewichtsstörung	Ungewöhnlicher Geschmack
Benommenheit	Ungewöhnlicher Geruch
Benebelt sein	
Schwächeanfall Harndrang	
Nervöse Blase	
Schwache Blase	

Was sind Gefühle und wie erkennt man sie?

Ein Gefühl ist ein inneres Empfinden oder eine Gemütsbewegung, die als eine unmittelbare Reaktion auf ein geistigseelisches oder körperliches Ereignis auftritt. Das Gefühl wird dabei entweder im eigenen Inneren oder durch äußere Ereignisse ausgelöst. Weil Gefühle spontan entstehen, sind sie weder richtig noch falsch. Das Verhalten, mit dem wir auf die Gefühle reagieren, kann allerdings erwünschte, aber auch unerwünschte Konsequenzen haben. Wie können wir Gefühle erkennen?

1. Wenn Sie den Ausdruck »ich fühle« entweder durch »ich glaube« oder »ich denke« ersetzen können, ohne dass dabei der Sinn verloren geht, handelt es sich eher um einen Gedanken oder eine Überzeugung, nicht um ein Gefühl. So ist zum Beispiel »Ich fühle, dass sie wütend auf mich ist« ein Gedanke oder eine Überzeugung: »Ich glaube, sie ist wütend auf mich« oder »Ich denke, sie ist wütend auf mich«.

2. Wenn das Wort »fühlen« von »so wie« oder »so als« begleitet wird, kann es sich auch auf ein nicht benanntes Gefühl beziehen, ohne es wirklich zu identifizieren. Zum Beispiel: »Ich fühle mich so, als könnte ich ins Kino gehen.« Ich kann allerdings interessiert an dem Film sein oder ich kann aus Langeweile ins Kino gehen wollen.

3. Wenn das Wort »fühlen« mit »dass« verbunden wird, ist es ebenfalls kein Gefühl, sondern eine Sichtweise oder ein Gedanke. Zum Beispiel: »Ich fühle, dass du mich schlecht behandelst.«

4. Wenn Sie »ich fühle« durch »ich bin« ersetzen können, ohne dass der Satz dabei seinen Sinn verliert, handelt es sich um ein Gefühl. Zum Beispiel: »Ich fühle mich glücklich« – »Ich bin glücklich.«

Wie sich Gefühle vermitteln lassen – Arbeitsblatt

Gefühle lassen sich beschreiben durch:

1. Körperliche Empfindungen: heiß, kalt, zittrig, verschwitzt, wackelig, errötet.

2. Farben: kühles Blau, heiteres Grün, warmes Rot, fröhliches Gelb, düsteres Grau.

3. Sinneswahrnehmungen
   - Geschmack: bitter, sauer, süß, abstoßend, »wie saure Milch«
   - Geruch: angenehm, ekelerregend, bekannte Gerüche, z.B. »wie Sommerregen«
   - Sehen: Farben, Landschaften, »ruhig wie die See bei schönem Wetter«
   - Tasten: glatt, uneben, »rau wie Schmirgelpapier«
   - Gehör: schallend, aufdringlich, »laut wie Donner«

4. Musik: Molltonart, Polka, Walzer, Jazz, Blues

5. Erlebnisse: ein schöner Ausflug, Urlaubserinnerungen

6. Grad der Intensität: leicht, mittel, stark. Beispiel: »Wie glücklich?«
   - Leicht: »Ich weine nicht mehr.«
   - Mittel: »Ich lächle.«
   - Stark: »Ich bin im Taumel der Begeisterung.«

Verwenden Sie eine oder mehrere der Möglichkeiten, um die Gefühle zu beschreiben:

Gefühl	Körperliche Empfindung	Farbe	Sinneswahrnehmung	Musik	Erlebnis	Intensität (1–5)
befremdet						
lebendig						
allein						
beschämt						
selbstsicher						
gelangweilt						
heiter						
zufrieden						
neugierig						
enttäuscht						
verlegen						
leer						
aufgeregt						
gut						
frustriert						
dankbar						
betrübt						
schuldig						
glücklich						
gedemütigt						
interessiert						
betroffen						
gereizt						
eifersüchtig						
freudig						
einsam						
verliebt						
wütend						
nervös						
überwältigt						
erfreut						
kraftvoll						
zurückgezogen						
stolz						
entspannt						
traurig						
sicher						
sinnlich						
schüchtern						
stark						
überrascht						
müde						
eifrig						
besorgt						

Wörter für Gefühle

Glück	Trauer	Ärger	Zweifel	Angst
angeregt	bedrückt	aggressiv	argwöhnisch	abhängig
aufgeregt	bekümmert	bitter	ausweichend	alarmiert
ausgelassen	beschämt	empört	fragend	ängstlich
befriedigt	bestürzt	entrüstet	misstrauisch	bedroht
behaglich	depressiv	erbost	pessimistisch	befangen
beschwingt	düster	erzürnt	skeptisch	besorgt
dankbar	elend	fassungslos	ungläubig	beunruhigt
ekstatisch	entmutigt	genervt	unschlüssig	ehrfürchtig
enthusiastisch	enttäuscht	grimmig	unsicher	eingeschüchtert
erfreut	erschüttert	grollend	verdutzt	entsetzt
erholt	frustriert	kampflustig	verwirrt	erschrocken
feierlich	grämlich	knurrig	vorsichtig	feige
freudig erregt	hoffnungslos	missgünstig	zögernd	gelähmt
friedvoll	melancholisch	mürrisch	zurückhaltend	hilflos
froh	missmutig	provoziert	zweifelnd	hysterisch
fröhlich	mitleidend	rachsüchtig		nervös
frohlockend	niedergeschlagen	schmollend		ohnmächtig
gelassen	nutzlos	streitlustig		panisch
glücklich	öde	ungeduldig		perplex
großzügig	schmollend	ungehalten		schüchtern
heiter	schockiert	verärgert		unruhig
inspiriert	schwermütig	wütend		unsicher
lustig	trostlos	wutentbrannt		verängstigt
munter	trübe	zornig		verlegen
optimistisch	unglücklich			verstört
ruhig	unwohl			verunsichert
sorgenfrei	verdrießlich			zögernd
überrascht	versteinert			
unbeschwert	verstimmt			
vergnügt	wertlos			
verspielt	untröstlich			
zufrieden				

Begierde	Schmerz	Furchtlosigkeit	Körperliche Empfindungen	Zuneigung
begeistert	bedrängt	beherzt	angeekelt	erotisch
begierig	beleidigt	beruhigt	angespannt	flehend
eifrig	bestürzt	bestimmt	atemlos	herzlich
enthusiastisch	einsam	entschlossen	bewegungsunfähig	leidenschaftlich
erpicht	erbärmlich	heldenhaft	durstig	liebevoll
gespannt	gekränkt	impulsiv	entspannt	nah
lüstern	gemartert	kühn	erschöpft	verbunden
neidisch	gequält	mutig	flau	verführerisch
versessen	isoliert	selbstbewusst	gelähmt	vertraut
	leidend	sicher	hungrig	zärtlich
	schmerzlich berührt	stark	kraftvoll	
	verletzt	stolz	matt	
	verzweifelt	tapfer	müde	
	weh tun	übermütig	nervös	
	zerschmettert	unabhängig	satt	
		verwegen	schwach	
		wagemutig	schwindelig	
			träge	
			verschwitzt	
			zittrig	

Interesse	Sonstiges
angeregt	abgestoßen
berührt	demütig
beteiligt	eifersüchtig
fasziniert	faul
gefesselt	geistesabwesend
kreativ	gelangweilt
neugierig	heuchlerisch
offen	kooperativ
versunken	leer
vertieft	scheinheilig
wissbegierig	unaufrichtig
	unbarmherzig
	verwirrt

Distanz finden, dann erst Gefühle und Gedanken vermitteln – Arbeitsblatt

Auslösendes Ereignis

Schildern Sie objektiv und so detailliert wie möglich das Ereignis (evtl. die Ereignisse), das dieser Krise unmittelbar vorausgegangen ist.

Name des Gefühls

Welche/n Namen würden Sie dem Gefühl geben? Beschreiben Sie, wie es sich anfühlt.

Körperliche Empfindungen

Beschreiben Sie, welche körperlichen Empfindungen Sie wahrnehmen (z.B. Herzrasen, Schwitzen, Zittern)

Gedanken

Legen Sie Ihre Gedanken dar, die während der Krise auftreten. Bewerten, analysieren und hinterfragen Sie sie nicht.

Schemas

Welchen Schemas lassen sich Ihre Gedanken zuordnen? Welche Themen sind in den Gedanken enthalten?

Handlungsimpulse

Was meinen Sie, müssen Sie tun, um auf die Krise zu reagieren? Was ist Ihre »Reflexhandlung«?

Verhalten

Beschreiben Sie, was Sie während der Krise getan haben.

Sie wissen, dass Sie die Fertigkeit »Kommunizieren« einsetzen, wenn ...

1. Sie in der Lage sind, negative und positive Emotionen zu identifizieren (etwa Wut, Trauer, Freude).

2. Ihre Gefühle einen Wert haben, auch wenn Ihre Gedanken verzerrt sein sollten.

3. Sie Ihre Gefühle nicht verurteilen. Sie sind weder gut noch böse.

4. Sie sich weigern, zu verallgemeinern.

5. Sie alle Ihre Gefühle zulassen.

Was fanden Sie in dieser Sitzung besonders hilfreich?

5. Woche: Kommunizieren, Teil 2

Ablauf der Sitzung:

Ausfüllen des Best-Bogens und Notieren der Werte in der Best-Kurve

Entspannungsübung

Gefühlskalender – sich selbst einschätzen lernen

- Wie häufig sind die einzelnen Spannungsgrade in der Woche aufgetreten?

Fertigkeiten-Dokumentation

- Welche Fertigkeiten haben Sie angewendet?

Fertigkeit 2: Kommunizieren (Fortsetzung)

Besprechen des Arbeitsblatts »Wie sich Gefühle zu vermitteln lassen«

Hausaufgaben:

[ ] Ausfüllen der Fertigkeiten-Dokumentation

[ ] Nutzen Sie den Gefühlskalender jeden Tag. Auf welchen Ebenen befinden Sie sich während der Woche?

[ ] Beschreiben Sie:

- die Situation,
- Ihre Gefühle,
- Ihre körperlichen Empfindungen,
- Ihre Gedanken,
- welche Schemas Ihren Gedanken zugeordnet werden können,
- Ihre Handlungsimpulse,
- Ihr Verhalten.

Sie wissen, dass Sie die Fertigkeit »Kommunizieren« einsetzen, wenn ...

1. Sie in der Lage sind, negative und positive Emotionen zu identifizieren (etwa Wut, Trauer, Freude).

2. Ihre Gefühle einen Wert haben, auch wenn Ihre Gedanken verzerrt sein sollten.

3. Sie Ihre Gefühle nicht verurteilen. Sie sind weder gut noch böse.

4. Sie sich weigern, zu verallgemeinern.

5. Sie alle Ihre Gefühle zulassen.

Was fanden Sie in dieser Sitzung besonders hilfreich?

Bitte vergessen Sie nicht, sich vor jeder Sitzung bei der Gruppenleitung anzumelden.
Vergessen Sie auch nicht das Arbeitsbuch und die Hausaufgaben!

6. Woche: Gedanken hinterfragen, Teil 1

Ablauf der Sitzung:

Ausfüllen des Best-Bogens und Notieren der Werte in der Best-Kurve

Entspannungsübung

Gefühlskalender – sich selbst einschätzen lernen

- Wie häufig sind die einzelnen Spannungsgrade in der Woche aufgetreten?

Fertigkeiten-Dokumentation

- Welche Fertigkeiten haben Sie angewendet?

Fertigkeit 3: Gedanken hinterfragen

- Ein Gedicht über das Hinterfragen von Gedanken
- Verbreitete kognitive Verzerrungen

Hausaufgaben:

[ ] Ausfüllen der Fertigkeiten-Dokumentation

[ ] Nutzen Sie den Gefühlskalender jeden Tag. Auf welchen Ebenen befinden Sie sich während der Woche? Beschreiben Sie:

- die Situation,
- Ihre Gefühle,
- Ihre körperlichen Empfindungen,
- Ihre Gedanken,
- welche Schemas Ihren Gedanken zugeordnet werden können,,
- Ihre Handlungsimpulse,
- Ihr Verhalten.

[ ] Geben Sie dabei besonders acht auf kognitive Verzerrungen und notieren Sie diese auf Ihrem Gefühlskalender.

[ ] Vervollständigen Sie das Arbeitsblatt »Gedankliche Verzerrungen«.

Sie wissen, dass Sie Ihre Fertigkeit, »Gedanken hinterfragen«, nutzen, wenn ...

1. Sie lernen, zwischen Gedanken und Verhalten zu unterscheiden, und wenn Sie in der Lage sind, Ihre Gedanken so zu verändern, dass sie sich positiv auf Ihre Gefühle und Ihr Selbstbewusstsein auswirken.

2. Sie sich Ihren Perfektionismus abgewöhnen.

3. Sie Geschehnisse und Gefühle ins richtige Verhältnis setzen.

4. Sie unabhängiger werden und sich nicht mehr so sehr mit anderen vergleichen.

5. Sie es sich erlauben, Fehler zu machen und daraus zu lernen.

6. Sie Ihre verzerrten Gedanken wieder ordnen können.

7. Sie glücklich sein und sich selbst mögen können, auch wenn andere Sie vielleicht nicht mögen.

8. Sie wissen, dass Sie über keine telepathischen Fähigkeiten verfügen. Sie können nicht die Gedanken anderer lesen.

9. Unstimmigkeit nicht gleich Ablehnung, Abneigung oder Wut bedeutet. Es bedeutet nur, dass Sie die Dinge anders sehen, und das ist okay.

10. Sie die Abstufungen zwischen Weiß und Schwarz wahrnehmen.

11. Ihre Gefühle sich ändern, wenn Ihre Gedanken sich ändern.

12. Sie die Tatsache akzeptieren, dass das Leben nicht immer gerecht ist. Sie würden es zwar vorziehen, dass es so wäre, aber Sie akzeptieren, dass dem nicht so ist und dass Sie die Möglichkeit haben, dazu beizutragen, dass das Leben gerechter wird.

13. Sie die Fragen stellen: »Was könnte es noch bedeuten?«, »Warum sollte ich vom Schlimmsten ausgehen?«.

14. Sie die guten Seiten des Lebens und bei sich selbst kennen, anstatt alles negativ zu sehen.

Bitte vergessen Sie nicht sich vor jeder Sitzung bei der Gruppenleitung anzumelden.
Vergessen Sie auch nicht das Arbeitsbuch und die Hausaufgaben!

Ein Gedicht über das Hinterfragen von Gedanken

Wenn du stets glaubst
Was du immer geglaubt hast
Wirst du immer fühlen
Wie du stets gefühlt hast
Du wirst immer denken
Auf die Art, wie du stets gedacht hast
Du wirst immer tun
Was du schon immer getan hast
Wenn du stets das tust
Was du schon immer getan hast
Wirst du immer nur das bekommen
Was du schon immer bekommen hast
Wenn sich nichts ändert
Gibt es keine Veränderung

(National Panic and Anxiety Newsletter 10 / 1 1998)

Fertigkeit 3: Gedanken hinterfragen

Was bedeutet »Gedanken hinterfragen«?
Schätzungsweise gehen jedem von uns ca. 125.000 Gedanken während eines einzigen Tages durch den Kopf. 80.000 davon beschäftigen sich mit uns selbst. Was sagen diese »Selbstgespräche« über Sie aus?

Ihre Krankheit erzeugt machtvolle Emotionen. Diese führen wiederum zu machtvollen Gedanken, die für Sie zur Realität werden. Menschen mit anderen psychischen Erkrankungen, etwa einer bipolaren Störung oder einer Depression, entwickeln auch solche verzerrten und/oder negativen Gedanken. Menschen mit Depressionen etwa werden überwältigt von Gedanken der Hoffnungslosigkeit und des Versagens. Menschen in einer manischen Episode glauben vielleicht mit einer unerschütterlichen Sicherheit, dass sie über außergewöhnliche Kräfte oder Talente verfügen.

Während einer Krise können Ihre Emotionen so stark werden, dass sie die Art, wie Sie denken und was Sie denken, zunehmend bestimmen. Viele Menschen mit emotionaler Instabilität berichten, dass sie ihre Umgebung verzerrt wahrnehmen. Zum Beispiel kann ein Freund oder Therapeut sein Bestes tun, um zu helfen, um verständnisvoll und fürsorglich zu sein, und trotzdem sieht der Betroffene sich abgelehnt und angegriffen. So kann sich in einer Krise die Denkweise verändern.

Wenn man verstehen will, was während einer Krise geschieht, müssen die Gedanken während der Krise betrachtet werden. Steigert die Krankheit die Emotionen über das gewohnte Maß hinaus, kommt es unweigerlich zu Verzerrungen der kognitiven Prozesse. In der Folge drängen sich spontan negative oder verzerrte Gedanken in das Bewusstsein.

Negative Gedanken lassen Sie denken, dass etwas oder jemand nicht in Ordnung ist, dass Freunde, Familie, Helfer wütend auf Sie sind und/oder Sie quälen wollen, dass sich niemand für Sie interessiert usw., auch wenn alle sich in Wirklichkeit sogar sehr um Sie sorgen.

Verzerrte Gedanken sind Fehlinterpretationen einer Situation, etwa »Gedanken lesen«, wenn man die Intention einer anderer Person vorschnell aufgrund einer Äußerung deutet oder etwas verstanden haben will, was aber nie so gesagt worden ist.

Diese negativen und verzerrten Gedanken können sehr mächtig und starr sein. Eine Frau mit emotionaler Instabilität berichtete, dass solche Gedanken während einer Krise schlicht wahr für sie waren und es keine Möglichkeit zur Korrektur gab. Ihr gesamtes Gefühl für Wirklichkeit ging dadurch verloren und sie hatte den Eindruck, von der ganzen Welt nicht mehr verstanden zu werden.

Es mag schwer zu akzeptieren sein, dass Sie Ihren Gedanken und Ihrem Realitätssinn nicht immer trauen können. Durch das Üben der Fertigkeit des Gedanken-Hinterfragens und der dazugehörenden Verhaltensmuster werden Sie aber immer sicherer darin werden, welchen Gedanken sie vertrauen können und wie »real« eine wahrgenommene Realität tatsächlich ist.

Achten Sie darauf, verzerrte und/oder negative Gedanken nicht als Rechtfertigung für Ihre Gefühle zu missbrauchen. Wenn Sie glauben, dass Sie jemand schlecht behandelt und Sie sich gleichzeitig verärgert fühlen, baut sich möglicherweise eine falsche Verknüpfung zwischen Gedanken und Gefühl auf (Sie stellen einen Ursachenzusammenhang zwischen dem Verhalten des anderen und Ihren Gefühlen her, der vielleicht gar nicht existiert). Der negative Gedanke kann hingegen in Wirklichkeit die Folge eines emotionalen Zustands sein oder ein unwillkürlich auftretender Gedanke im Zusammenhang mit einem bestimmten Schema.

Listen Sie einige Situationen auf, in denen Ihnen so etwas passiert ist:

Wie können Gedanken hinterfragt werden?

Sie können erkennen, dass Gedanken verzerrt sind, wenn:

1. Sie umgehend mit einem Mitglied Ihres Helferteams über möglicherweise verzerrte und/oder negative Gedanken **kommunizieren** und damit überprüfen, ob Ihre Ansicht und die Ihres Gesprächspartners übereinstimmen. Es ist hilfreich, dabei folgende Fragen zu stellen:
   - Welche Anzeichen habe ich dafür, dass meine Annahme wahr ist?
   - Habe ich in der Vergangenheit Erfahrungen gemacht, die diesen Gedanken widersprechen?
   - Wenn jemand, der mir viel bedeutet, einen solchen Gedanken hätte, was würde ich ihm sagen?
   - Wenn ich 100 Personen fragen würde, ob sie diesen Gedanken glauben, wie würden sie darauf antworten?
   - Wenn ich fünf Jahre weiterdenke und die Lage noch einmal betrachte, könnte sie dann anders aussehen?

2. **Hören** Sie die Rückmeldung Ihrer Mitmenschen an, auch wenn sie nicht mit Ihren Gedanken übereinstimmen.

3. Akzeptieren Sie, wenn andere (Freunde, Familie, Helfer) Sie auffordern, Ihre verzerrten und/oder negativen Gedanken zu **hinterfragen**.

4. Versuchen Sie, Ihre Gedanken zu **verändern**, wenn Sie glauben, dass sie verzerrt und/oder negativ sind.

Es ist wichtig, dass Sie auf Ihre eigenen verzerrten und/oder negativen Gedankenmuster aufmerksam werden. Manche Menschen mit emotionaler Instabilität tendieren zu absoluten Aussagen (»Alle sind sie gegen mich«). Andere ziehen sich selbst herunter (»Ich habe keine Hoffnung … Ich kann gar nichts tun«). Manche glauben, dass andere sie niedermachen wollen (»Du glaubst, dass ich es nicht wert bin, Hilfe zu bekommen«). Diese Muster variieren von Person zu Person. Ihre Schemas bestimmen, welcher Art von Gedankenmustern Sie folgen.

Verbreitete kognitive Verzerrungen

Alles-oder-Nichts- (polarisierendes) Denken: Es gibt nur alles oder nichts, gut oder schlecht. Beispiel: Du musst perfekt sein oder du bist ein Versager. Es gibt nichts dazwischen.

Generalisierung: Sie kommen durch einen einzigen Vorfall zu einem allgemeinen Schluss. Wenn Ihnen einmal etwas Schlechtes widerfahren ist, dann wird sich dies wiederholen, immer wieder. Häufiger Gebrauch der Worte »immer« und »niemals.« Beispiel: Sie fragen jemanden, ob er mit Ihnen ausgeht, und bekommen eine Absage. Sie schließen daraus, dass niemand jemals mit Ihnen ausgehen will.

Selektive negative Wahrnehmung (Tunnelblick): Sie picken sich die negativen Elemente aus einer Situation heraus und richten Ihre Aufmerksamkeit ausschließlich darauf. Dabei filtern Sie alle möglichen positiven oder neutralen Elemente heraus und kommen zu dem Ergebnis, alles sei schlecht. Beispiel: Sie bekommen einen Test zurück, bei dem 5 von insgesamt 100 Fragen falsch beantwortet wurden. Sie konzentrieren sich nur auf diese 5 falschen Antworten, während Sie gleichzeitig die 95 richtigen ignorieren.

Entwerten von Positivem: Sie ignorieren alle Tatsachen, die im Widerspruch zu Ihrer negativen Auffassung stehen. Sie finden schnell und clever Wege, um Positives umzudeuten. Beispiel: Jemand macht Ihnen ein Kompliment über Ihr Äußeres. Sie disqualifizieren diese Aussage sofort mit dem Gedanken, Ihr Gesprächspartner habe keinen Geschmack.

Selektive Abstraktion: Sie reißen eine Aussage oder ein Ereignis aus dem Zusammenhang und kommen damit zu einer Fehlinterpretation. Beispiel: Ihr Lebenspartner erzählt eine heitere Geschichte über ein Missverständnis zwischen ihnen beiden (während andere Anwesende ebenfalls lustige Geschichten erzählen), und Sie interpretieren dies als eine direkte Kritik an Ihrer Person.

Willkürlich schlussfolgern: Sie springen zu spontanen und negativen Schlussfolgerungen, die in keiner Weise durch Fakten oder die Situation gestützt werden. Beispiele sind:

- Gedankenlesen: Sie stellen eine Vermutung darüber an, was eine andere Person denkt. Sie überprüfen dies nicht und reagieren der Vermutung entsprechend. Sie glauben zu wissen, was der andere denkt und fühlt. So wollen Sie Ihren Chef nach einer Gehaltserhöhung fragen, glauben aber, dass er Sie nicht leiden kann, und ärgern sich dann über seine »ungerechte« Leistungsbeurteilung.
- Negative Prognose/selbsterfüllende Prophezeiung: Sie stellen sich vor, dass etwas Schlechtes passieren wird. Sie glauben, diese Prognose sei wahr und verhalten sich so, als habe sie sich bereits bewahrheitet. Dies wird oft zu einer selbsterfüllenden Prophezeiung. Beispiel: Sie möchten Ihren Chef eigentlich um eine Gehaltserhöhung bitten, aber versuchen es erst gar nicht, weil Sie denken, dass er sowieso ablehnen wird. Sie fühlen sich dann deprimiert und glauben nicht mehr daran, jemals mehr Geld bei Ihrer Arbeit zu verdienen.

Voreingenommenheit: Sie beurteilen das Verhalten einer anderen Person in voreingenommener Weise negativ. Beispiel: Ihr Partner schenkt Ihnen keine Blumen zum Geburtstag. Sie glauben, er sei gemein und wolle Sie bestrafen, weil Sie bestimmten Ansprüchen nicht gerecht werden.

Übertreibung: Sie übertreiben maßlos in Ihren Bewertungen. Beispiel: Ihr Partner möchte keinen Sex und begründet dies damit, er sei müde. Sie glauben, er oder sie hätte eine Affäre und wolle Sie bald verlassen.

Herunterspielen: Sie ignorieren Informationen. Beispiel: Ihr Partner kommt jede Nacht erst spät nach Hause, ohne zu sagen, wo er war. Sie haben mehrere Telefonanrufe von jemand angenommen, der sich Ihnen nicht zu erkennen geben will und sich weigert, mit Ihnen zu sprechen. Sie weigern sich zu glauben, dass Ihr Partner eine Affäre hat. Er oder sie arbeite lediglich schwer und der unbekannte Anrufer sei nur ein Arbeitskollege bzw. eine Arbeitskollegin.

Emotional urteilen: Sie halten Ihre Emotionen für einen Beweis, wie die Dinge wirklich sind. »Ich fühle, also bin ich.« Beispiel: Sie fühlen sich ängstlich und in Gefahr, wenn Sie einen Raum betreten; deshalb sind Sie der Meinung, dass dieser Raum ein gefährlicher Ort ist.

»Man sollte«-Feststellungen: Sie haben eine in Stein gemeißelte Auffassung darüber, wie die Dinge sein sollten, besonders, wie andere sich verhalten sollen. Beispiel: Ihr Arzt kommt 10 Minuten zu spät zu Ihrem Termin. Sie glauben, dass alle stets pünktlich kommen sollen, und werden dementsprechend ungehalten über diesen »Mangel an Taktgefühl.«

Etikettierung: Sie stecken Menschen in Schubladen und behandeln sie so, als ob sie dem Etikett entsprechen würden. Beispiel: Sie bemerken, dass Ihr Nachbar an einer psychischen Krankheit leidet. Sie vermeiden den Kontakt, aus Angst, diese Person könnte Sie angreifen.

Personalisieren: Sie beziehen ein Ereignis auf sich selbst, auch wenn es dafür keine Anhaltspunkte gibt. Beispiel: Eine Personalversammlung wird einberufen. Sie glauben sofort, dass es sich dabei um Sie drehen wird.

Irrtum über Gerechtigkeit: Sie glauben, dass das Leben stets gerecht sein soll, und sind bestürzt, wenn Ungerechtigkeit auftritt. Beispiel: Ein Kollege bekommt eine Beförderung für ein Projekt, für das Sie am meisten gearbeitet haben und von dem Sie auch mehr verstehen als Ihr Kollege. Sie verlieren die Fassung, weil Sie denken, dass man Sie hätte lobend anerkennen müssen.

Irrtum über Belohnung: Sie glauben, dass Sie stets belohnt werden sollten, wenn Sie etwas Gutes oder Richtiges tun.

Irrtum über Kontrolle: Sie glauben, dass Sie in der Lage sein müssten, alles zu kontrollieren, was um sie herum passiert. Beispiel: Sie sind wütend, wenn Ihre Mahlzeit anbrennt, weil Sie auf Ihr Kind aufpassen mussten und deshalb die Alarmuhr nicht gehört haben. Sie meinen, dass Sie in der Lage sein müssen, den Haushalt besser unter Kontrolle zu haben.

Schwarzsehen: Sie erwarten bei jeder Gelegenheit eine Katastrophe. Beispiel: Sie gehen zu einem Vorstellungsgespräch und machen sich verrückt mit dem Gedanken, dass man Sie sowieso nirgends nehmen wird, und wenn doch, dass Ihr Chef Sie schlecht behandeln wird, Sie Ihre Anstellung wieder verlieren und niemand Sie jemals danach noch einstellen wird.

Beschuldigen: Sie machen andere für Ihren Schmerz verantwortlich oder geben sich selbst für jedes Problem die Schuld, mit dem Sie zu tun haben. Beispiel: Sie bekommen eine Strafe wegen zu hoher Geschwindigkeit und Sie geben Ihrem Kind dafür die Schuld, weil es Sie abgelenkt hat.

Gedankliche Verzerrungen – Arbeitsblatt

Beziehen Sie sich bei dieser Übung auf die Liste der verbreiteten kognitiven Verzerrungen. Welche wenden Sie gewöhnlich an? Können Sie sich an Ereignisse erinnern, bei denen Sie in eines der Muster verfallen sind?

Füllen Sie den Gefühlskalender weiterhin jeden Tag aus. Notieren Sie auch weiterhin die Situation, Ihre Gefühle, körperlichen Empfindungen, Handlungsimpulse und Ihre Verhaltensweisen.

Achten Sie in dieser Woche besonders auf Ihre Gedanken. Wie sehen Ihre spontanen Gedanken aus?

Welche kognitiven Verzerrungen verwenden Sie?

Welche Schemas passen hier?

Sie wissen, dass Sie Ihre Fertigkeit, »Gedanken hinterfragen«, nutzen, wenn ...

1. Sie lernen, zwischen Gedanken und Verhalten zu unterscheiden, und wenn Sie in der Lage sind, Ihre Gedanken so zu verändern, dass sie sich positiv auf Ihre Gefühle und Ihr Selbstbewusstsein auswirken.

2. Sie sich Ihren Perfektionismus abgewöhnen.

3. Sie Geschehnisse und Gefühle ins richtige Verhältnis setzen.

4. Sie unabhängiger werden und sich nicht mehr so sehr mit anderen vergleichen.

5. Sie es sich erlauben, Fehler zu machen und daraus zu lernen.

6. Sie Ihre verzerrten Gedanken wieder ordnen können.

7. Sie glücklich sein und sich selbst mögen können, auch wenn andere Sie vielleicht nicht mögen.

8. Sie wissen, dass Sie über keine telepathischen Fähigkeiten verfügen. Sie können nicht die Gedanken anderer lesen.

9. Unstimmigkeit nicht gleich Ablehnung, Abneigung oder Wut bedeutet. Es bedeutet nur, dass Sie die Dinge anders sehen, und das ist okay.

10. Sie die Abstufungen zwischen Weiß und Schwarz wahrnehmen.

11. Ihre Gefühle sich ändern, wenn Ihre Gedanken sich ändern.

12. Sie die Tatsache akzeptieren, dass das Leben nicht immer gerecht ist. Sie würden es zwar vorziehen, dass es so wäre, aber Sie akzeptieren, dass dem nicht so ist und dass Sie die Möglichkeit haben, dazu beizutragen, dass das Leben gerechter wird.

13. Sie die Fragen stellen: »Was könnte es noch bedeuten?«, »Warum sollte ich vom Schlimmsten ausgehen?«.

14. Sie die guten Seiten des Lebens und bei sich selbst kennen, anstatt alles negativ zu sehen.

Was fanden Sie in dieser Sitzung besonders hilfreich?

7. Woche: Gedanken hinterfragen, Teil 2

Ablauf der Sitzung:

Ausfüllen des Best-Bogens und Notieren der Werte in der Best-Kurve

Entspannungsübung

Gefühlskalender – sich selbst einschätzen lernen

- Wie häufig sind die einzelnen Spannungsgrade in der Woche aufgetreten?

Fertigkeiten-Dokumentation

- Welche Fertigkeiten haben Sie angewendet?

Fertigkeit 3: Gedanken hinterfragen (Fortsetzung)

- Besprechen des Arbeitsblatts »Gedankliche Verzerrungen«
- »Verbreitete Mythen über Gefühle«
- »Alltägliche dysfunktionale Gedanken«

Hausaufgaben:

[ ] Ausfüllen der Fertigkeiten-Dokumentation

[ ] Nutzen Sie den Gefühlskalender jeden Tag. Auf welchen Ebenen befinden Sie sich während der Woche? Beschreiben Sie:

- die Situation,
- Ihre Gefühle,
- Ihre körperlichen Empfindungen,
- Ihre Gedanken,
- welche Schemas Ihren Gedanken zugeordnet werden können,
- Ihre Handlungsimpulse,
- Ihr Verhalten.

[ ] Geben Sie dabei besonders acht auf gedanklichen Verzerrungen und notieren Sie diese in Ihrem Gefühlskalender.

[ ] Korrigieren Sie verzerrte Gedanken.

[ ] Vervollständigen Sie »Verbreitete Mythen über Gefühle« und »Alltägliche dysfunktionale Gedanken«. Finden Sie mindestens eine Korrektur für jede aufgeführte Aussage.

Sie wissen, dass Sie Ihre Fertigkeit, »Gedanken hinterfragen«, nutzen, wenn …

1. Sie lernen, zwischen Gedanken und Verhalten zu unterscheiden, und wenn Sie in der Lage sind, Ihre Gedanken so zu verändern, dass sie sich positiv auf Ihre Gefühle und Ihr Selbstbewusstsein auswirken.

2. Sie sich Ihren Perfektionismus abgewöhnen.

3. Sie Geschehnisse und Gefühle ins richtige Verhältnis setzen.

4. Sie unabhängiger werden und sich nicht mehr so sehr mit anderen vergleichen.

5. Sie es sich erlauben, Fehler zu machen und daraus zu lernen.

6. Sie Ihre verzerrten Gedanken wieder ordnen können.

7. Sie glücklich sein und sich selbst mögen können, auch wenn andere Sie vielleicht nicht mögen.

8. Sie wissen, dass Sie über keine telepathischen Fähigkeiten verfügen. Sie können nicht die Gedanken anderer lesen.

9. Unstimmigkeit bedeutet nicht gleich Ablehnung, Abneigung oder Wut. Es bedeutet nur, dass Sie die Dinge anders sehen, und das ist okay.

10. Sie die Abstufungen zwischen Weiß und Schwarz wahrnehmen.

11. Ihre Gefühle sich ändern, wenn Ihre Gedanken sich ändern.

12. Sie die Tatsache akzeptieren, dass das Leben nicht immer gerecht ist. Sie würden es zwar vorziehen, dass es so wäre, aber Sie akzeptieren, dass dem nicht so ist und dass Sie die Möglichkeit haben, dazu beizutragen, dass das Leben gerechter wird.

13. Sie die Fragen stellen: »Was könnte es noch bedeuten?«, »Warum sollte ich vom Schlimmsten ausgehen?«.

14. Sie die guten Seiten des Lebens und bei sich selbst kennen, anstatt alles negativ zu sehen.

Bitte vergessen Sie nicht, sich vor jeder Sitzung bei der Gruppenleitung anzumelden.
Vergessen Sie auch nicht das Arbeitsbuch und die Hausaufgaben!

Fertigkeit 3: Gedanken hinterfragen (Fortsetzung)

Verbreitete Mythen über Gefühle

1. Wütend zu werden ist falsch.

2. Sich Sorgen zu machen ist falsch.

3. Es gibt immer eine richtige Art, wie man sich in einer Situation fühlen sollte.

4. Andere wissen zu lassen, wie ich mich fühle, macht mich angreifbar.

5. Ich verliere bei starken Emotionen die Kontrolle.

6. Gefühle entstehen einfach so.

7. Es gibt Gefühle, die ich nicht haben sollte.

8. Ich fühle mich nur dann ängstlich, wenn etwas Schlimmes passieren wird.

9. Wenn andere meine Gefühle nicht gutheißen, sollte ich anders fühlen.

10. Wenn ich mich schuldig fühle, bin ich auch schuldig.

11. Andere können besser beurteilen, wie ich mich fühle, als ich selbst.

12. Sich im Griff zu haben bedeutet die Abwesenheit von Gefühlen.

13. Sich schlecht zu fühlen bedeutet, eine schlechte Person zu sein.

14. Meine Gefühle sind nicht wichtig.

15. Ich sollte mich stets glücklich fühlen.

Anderes

Alltägliche dysfunktionale Gedanken

1. Andere werden auf mich herabsehen, wenn ich einen Fehler mache.

2. Es ist ein Zeichen von Schwäche, um Hilfe zu bitten.

3. Wenn ich etwas nicht gut (richtig) machen kann, brauche ich es gar nicht erst versuchen.

4. Ich muss in allem die/der Beste sein.

5. Wenn mir jemand nicht zustimmt, bedeutet das, dass er mich nicht mag.

6. Ich muss stets von jemandem geliebt werden.

7. Wenn jemand mich wirklich liebt, dann ist er immerzu für mich da.

8. Menschen müssen mich gerecht behandeln und mir das geben, was ich will.

9. Keiner soll es mir schwer machen. Ich habe so schon genug Probleme.

10. Ich bin nichts wert, wenn die Person, die ich liebe, diese Empfindung nicht teilt.

11. Um ein guter, moralischer Mensch zu sein, muss ich jedem helfen, der Hilfe braucht.

12. Es ist schrecklich, von Menschen, die mir wichtig sind, nicht bestätigt zu werden.

13. Es ist besser, meine eigenen Interessen aufzugeben, um anderen zu gefallen.

14. Ich kann nicht glücklich sein, wenn andere mich nicht mögen.

15. Andere müssen mich akzeptieren und schätzen.

16. Wenn meine Krankheit nicht wäre, wäre ich in Ordnung.

17. Nichts wird bei mir je funktionieren. Ich werde stets krank bleiben.

18. Ich muss anderen meine Krankheit verständlich machen.

19. Ich bin eine schlechte und wertlose Person, wenn ich etwas aus Schwäche oder etwas Dummes tue.

20. Menschen, die unmoralisch handeln, sind unwürdige/verderbte Menschen.

Anderes

Gefühlskalender – Arbeitsblatt

Auslösendes Ereignis

Schildern Sie objektiv und so detailliert wie möglich das Ereignis (evtl. die Ereignisse), das dieser Krise unmittelbar vorangegangen ist.

Name des Gefühls

Welche/n Namen würden Sie dem Gefühl geben? Beschreiben Sie, wie es sich anfühlt.

Körperliche Empfindungen

Beschreiben Sie, welche körperlichen Empfindungen Sie wahrnehmen (z.B. Herzrasen, Schwitzen, Zittern)

Gedanken

Legen Sie Ihre Gedanken dar, die während einer Krise auftreten. Bewerten, analysieren und hinterfragen Sie sie nicht.

Schemas

Welchen Schemas lassen sich Ihre Gedanken zuordnen? Welche Themen sind in den Gedanken enthalten?

Handlungsimpulse

Was fühlen Sie, müssen Sie tun, um auf die Krise zu reagieren? Was ist Ihre »Reflexhandlung«?

Verhalten

Beschreiben Sie, was Sie während der Krise getan haben.

Hinterfragen von verzerrten Gedanken – Arbeitsblatt

Listen Sie gedankliche Verzerrungen auf und finden Sie für jeden dysfunktionalen Gedanken mindestens eine Gegenaussage, die ihn korrigiert.

Verzerrter Gedanke

Korrektur

Verzerrter Gedanke

Korrektur

Verzerrter Gedanke

Korrektur

Verzerrter Gedanke

Korrektur

Sie wissen, dass Sie Ihre Fertigkeit, »Gedanken hinterfragen«, nutzen, wenn ...

1. Sie lernen, zwischen Gedanken und Verhalten zu unterscheiden, und wenn Sie in der Lage sind, Ihre Gedanken so zu verändern, dass sie sich positiv auf Ihre Gefühle und Ihr Selbstbewusstsein auswirken.

2. Sie sich Ihren Perfektionismus abgewöhnen.

3. Sie Geschehnisse und Gefühle ins richtige Verhältnis setzen.

4. Sie unabhängiger werden und sich nicht mehr so sehr mit anderen vergleichen.

5. Sie es sich erlauben, Fehler zu machen und daraus zu lernen.

6. Sie Ihre verzerrten Gedanken wieder ordnen können.

7. Sie glücklich sein und sich selbst mögen können, auch wenn andere Sie vielleicht nicht mögen.

8. Sie wissen, dass Sie über keine telepathischen Fähigkeiten verfügen. Sie können nicht die Gedanken anderer lesen.

9. Unstimmigkeit bedeutet nicht gleich Ablehnung, Abneigung oder Wut. Es bedeutet nur, dass Sie die Dinge anders sehen, und das ist okay.

10. Sie die Abstufungen zwischen Weiß und Schwarz wahrnehmen.

11. Ihre Gefühle sich ändern, wenn Ihre Gedanken sich ändern.

12. Sie die Tatsache akzeptieren, dass das Leben nicht immer gerecht ist. Sie würden es zwar vorziehen, dass es so wäre, aber Sie akzeptieren, dass dem nicht so ist und dass Sie die Möglichkeit haben, dazu beizutragen, dass das Leben gerechter wird.

13. Sie die Fragen stellen: »Was könnte es noch bedeuten?«, »Warum sollte ich vom Schlimmsten ausgehen?«.

14. Sie die guten Seiten des Lebens und bei sich selbst kennen, anstatt alles negativ zu sehen.

Was fanden Sie in dieser Sitzung besonders hilfreich?

8. Woche: Gedanken hinterfragen, Teil 3

Ablauf der Sitzung:

Ausfüllen des Best-Bogens und Notieren der Werte in der Best-Kurve

Entspannungsübung

Gefühlskalender – sich selbst einschätzen lernen

- Wie häufig sind die einzelnen Spannungsgrade in der Woche aufgetreten?

Fertigkeiten-Dokumentation

- Welche Fertigkeiten haben Sie angewendet?

Fertigkeit 3: Gedanken hinterfragen (Fortsetzung)

- Besprechen des Arbeitsblatts »Hinterfragen von verzerrten Gedanken«
- Besprechen von »Verbreitete Mythen über Gefühle«
- Besprechen von »Alltägliche dysfunktionale Gedanken«

Hausaufgaben:

[ ] Ausfüllen der Fertigkeiten-Dokumentation.

[ ] Nutzen Sie den Gefühlskalender jeden Tag. Auf welchen Ebenen befinden Sie sich während der Woche? Beschreiben Sie:

- die Situation,
- Ihre Gefühle,
- Ihre körperlichen Empfindungen,
- Ihre Gedanken,
- welche Schemas Ihren Gedanken zugeordnet werden können,
- Ihre Handlungsimpulse,
- Ihr Verhalten.

[ ] Geben Sie acht auf verzerrtes Denken und notieren Sie es in Ihrem Gefühlskalender.

[ ] Finden Sie Korrekturen zu Ihren verzerrten Gedanken.

Sie wissen, dass Sie die Fertigkeit, »Gedanken hinterfragen« nutzen, wenn …

1. Sie lernen, zwischen Gedanken und Verhalten zu unterscheiden, und wenn Sie in der Lage sind, Ihre Gedanken so zu verändern, dass sie sich positiv auf Ihre Gefühle und Ihr Selbstbewusstsein auswirken.

2. Sie sich Ihren Perfektionismus abgewöhnen.

3. Sie Geschehnisse und Gefühle ins richtige Verhältnis setzen.

4. Sie unabhängiger werden und sich nicht mehr so sehr mit anderen vergleichen.

5. Sie es sich erlauben, Fehler zu machen und daraus zu lernen.

6. Sie Ihre verzerrten Gedanken wieder ordnen können.

7. Sie glücklich sein und sich selbst mögen können, auch wenn andere Sie vielleicht nicht mögen.

8. Sie wissen, dass Sie über keine telepathischen Fähigkeiten verfügen. Sie können nicht die Gedanken anderer lesen.

9. Unstimmigkeit bedeutet nicht gleich Ablehnung, Abneigung oder Wut. Es bedeutet nur, dass Sie die Dinge anders sehen, und das ist okay.

10. Sie die Abstufungen zwischen Weiß und Schwarz wahrnehmen.

11. Ihre Gefühle sich ändern, wenn Ihre Gedanken sich ändern.

12. Sie die Tatsache akzeptieren, dass das Leben nicht immer gerecht ist. Sie würden es zwar vorziehen, dass es so wäre, aber Sie akzeptieren, dass dem nicht so ist und dass Sie die Möglichkeit haben, dazu beizutragen, dass das Leben gerechter wird.

13. Sie die Fragen stellen: »Was könnte es noch bedeuten?«, »Warum sollte ich vom Schlimmsten ausgehen?«.

14. Sie die guten Seiten des Lebens und bei sich selbst kennen, anstatt alles negativ zu sehen.

Bitte vergessen Sie nicht, sich vor jeder Sitzung bei der Gruppenleitung anzumelden.
Vergessen Sie auch nicht das Arbeitsbuch und die Hausaufgaben!

Was fanden Sie in dieser Sitzung besonders hilfreich?

9. Woche: Sich ablenken, Teil I

Ablauf der Sitzung:

Ausfüllen des Best-Bogens und Notieren der Werte in der Best-Kurve

Entspannungsübung

Gefühlskalender – sich selbst einschätzen lernen

- Wie häufig sind die einzelnen Spannungsgrade in der Woche aufgetreten?

Fertigkeiten-Dokumentation

- Welche Fertigkeiten haben Sie angewendet?

Fertigkeit 4: Sich ablenken

- Ablenkende Aktivitäten
- Positive Absichten und Würdigungen

Hausaufgaben:

[ ] Ausfüllen der Fertigkeiten-Dokumentation

[ ] Nutzen Sie den Gefühlskalender jeden Tag. Auf welchen Ebenen befinden Sie sich während der Woche? Beschreiben Sie:

- die Situation,
- Ihre Gefühle,
- Ihre körperlichen Empfindungen,
- Ihre Gedanken,
- welche Schemas Ihren Gedanken zugeordnet werden können,
- Ihre Handlungsimpulse,
- Ihr Verhalten.

[ ] Ausfüllen des Arbeitsblatts »Sich ablenken, Teil I«.

[ ] Lesen Sie sich jeden Tag die positiven Aussagen laut vor, die Sie aufgeschrieben haben.

Sie wissen, dass Sie Ihre Fertigkeit »sich ablenken« nutzen, wenn …

1. Sie aus sich selbst herausgehen und Ihr Helferteam um Hilfe bitten.

2. Sie positive »Selbstgespräche« nutzen.

3. Sie das Zentrum Ihrer Aufmerksamkeit wechseln möchten.

4. Sie auf Ihre selbsterstellte Karte schauen und einer oder zwei ablenkenden Aktivitäten nachgehen.

5. Sie eine Reihe würdigender Aussagen oder positiver Absichten lesen.

Bitte vergessen Sie nicht, sich vor jeder Sitzung bei der Gruppenleitung anzumelden.
Vergessen Sie auch nicht das Arbeitsbuch und die Hausaufgaben!

Fertigkeit 4: Sich ablenken

Was bedeutet »sich ablenken«?
Während einer Krise fällt es schwer, der Macht und der Intensität dieser emotionalen Erfahrung standzuhalten und sich zu zwingen, etwas Konstruktives und Positives zu tun. Sich durch aktives Durchführen einer zuvor geplanten und regelmäßigen Aktivität selbst abzulenken ist aus folgenden Gründen wichtig:

- Durch Ihre Aktivität geben Sie der Krankheit zu verstehen, dass Sie, und nicht die Krankheit Ihr Verhalten beherrschen.
- Ablenkungen geben Ihnen die Möglichkeit, Ihre Aufmerksamkeit so lange auf andere Dinge zu lenken, bis die emotionale Spannung nachlässt.
- Sich abzulenken vermittelt die Hoffnung, dass die Krankheit in ihre Schranken gewiesen werden kann und dass emotionale Krisen nach einiger Zeit abklingen.

Eine Warnung:
Versuchen Sie nicht, sich durch wichtige Entscheidungen abzulenken. **Sie sollten keine wichtige Entscheidung während einer Krise treffen.** Sie könnten es nachher bereuen, wenn Sie dies trotzdem tun.

Ablenkende Aktivitäten
Bereiten Sie eine Liste mit Aktivitäten vor, die Sie für gewöhnlich genießen. Gehen Sie diese Liste mit der gesamten Gruppe und/oder mit Ihrem Helferteam durch. Dies kann beispielsweise ein ausgiebiger Spaziergang sein, ein Entspannungsbad, eine bestimmte Art Musik hören, kegeln, putzen, handwerkliche oder künstlerische Arbeit. Während Sie an Ihrer Liste arbeiten, denken Sie an Aktivitäten, denen Sie sowohl zu Hause (z.B. Musikhören, Anrufe tätigen) als auch außerhalb (z.B. sportliche Betätigungen) nachgehen können. Denken Sie auch an Aktivitäten, die Sie allein durchführen können (z.B. kochen, malen), und an solche, die Ihre sozialen Fähigkeiten erfordern (z.B. Kaffeetrinken mit einem Freund). Sobald eine emotionale Krise beginnt, schauen Sie in Ihre Liste und gehen Sie einer der aufgeschriebenen Aktivitäten nach. Schreiben Sie dafür einige der Aktivitäten auf eine **handliche Karte**, die Sie jederzeit mit sich führen können.

Wenn Sie sich in einer Krise befinden, kann es schwierig sein, sich für eine Aktivität zu entscheiden. Gehen Sie die Liste durch und ordnen Sie sie nach verschiedenen Kriterien, etwa nach leichter Durchführbarkeit, Wichtigkeit, Wirksamkeit u.a. Dies kann besonders notwendig sein, wenn Sie in diesem Augenblick für eine andere Person verantwortlich sind (etwa ein Kind) oder eine andere Verantwortung tragen (z.B. im Beruf).

Halten Sie die Telefonliste Ihres Helferteams bereit. Bitten Sie alle Mitglieder des Teams, Sie bei der Durchführung ablenkender Aktivitäten zu unterstützen. Etwas zu ändern und zu tun, was die Helfer empfehlen, kann sehr hilfreich sein (beachten Sie aber, keine wichtigen Entscheidungen zu treffen).

Ablenkende Aktivitäten:

Positive Absichten und Würdigungen

Positive Absichten zielen auf die Art, wie Sie sein wollen, oder auf neue Verhaltensweisen, die Sie sich aneignen möchten, zum Beispiel auch mal Nein sagen können, sich selbst Fehler erlauben oder auch den eigenen Lebensstil verändern, etwa durch gesündere Ernährungsgewohnheiten oder mehr Sport. Positive Absichten sind wie der Kapitän eines Schiffes, sie geben dem Ganzen Orientierung.

Obwohl positive Absichten zukünftige Veränderungen betreffen, sollten Sie die Aussagen so formulieren, als fänden die Veränderungen in der Gegenwart statt oder seien bereits vollzogen. Wenn Sie beispielsweise planen, dreimal pro Woche Sport zu treiben, lautet die Aussage, die Sie aufschreiben und später mehrmals pro Tag laut aussprechen sollten: »Ich trainiere dreimal pro Woche und ich fühle mich stärker.« Es ist empfehlenswert, sich während der Übung vor einen Spiegel zu stellen und die Aussage mehrere Male laut auszusprechen – und das mehrmals pro Tag. Sehen Sie sich selbst in die Augen, während Sie die Worte aussprechen. Achten Sie darauf, dass die Aussagen solche Verhaltensweisen benennen, die Sie umsetzen möchten, und nicht diejenigen, die Sie sich abgewöhnen wollen.

Würdigende Aussagen sind Aussagen über Ihre positiven Eigenschaften. Sie treiben wie die Ruderschläge Ihr Boot voran, sie lenken Ihre Aufmerksamkeit auf Ihre Fortschritte. Würdigende Aussagen benennen und anerkennen Ihre gegenwärtigen positiven Eigenschaften. Würdigung kann auch von anderen Personen kommen, die die positiven Eigenschaften in Ihnen sehen, etwa Ihre Loyalität als Freund, Ihren Humor oder Ihren Fleiß.

Bereiten Sie eine Liste mit positiven und würdigenden Sätzen vor, die Sie sich selbst zu Beginn einer Krise sagen können. Schreiben Sie jede Aussage jeweils auf eine Karte und hängen Sie diese an verschiedenen Orten auf. Wählen Sie fünf dieser positiven Aussagen aus und schreiben Sie sie auf die andere Seite der Karte, auf der Ihre ablenkenden Aktivitäten stehen. Lesen Sie sie täglich, selbst wenn Sie sich nicht in einer Krise befinden. Besprechen Sie die Liste mit der Gruppe und/oder mit Ihrem Helferteam. Die anderen Menschen können der Liste eventuell noch etwas hinzufügen. Bitten Sie die Mitglieder Ihres Helferteams, Sie während einer Krise zu ermutigen.

Positive Absichten und würdigende Aussagen sind sich sehr ähnlich. Es ist nicht so wichtig, den Unterschied zwischen beiden zu kennen. Wichtig ist es, sie regelmäßig zu wiederholen!

Beispiele für positive Absichten und Würdigungen:

1. Ich bin eine liebenswerte Person.

2. Ich stelle mich meinen Ängsten und werde dadurch von Tag zu Tag stärker.

3. Ich erlaube es mir, meine Gefühle zu empfinden.

4. Ich zerstöre nicht mehr mich selbst.

5. Ich gebe auf mich acht und sorge für mich.

6. Ich genieße unterstützende und angenehme Beziehungen.

7. Ich weiß meine Leistungen zu würdigen.

8. Ich setze mir und anderen Grenzen.

9. Ich behandle mich selbst mit Respekt.

10. Ich bitte andere um Hilfe und Beistand, wenn ich es brauche.

Andere:

Übung: Jemanden würdigen

Name: ____________________

Datum: ____________________

Was ich an dir mag:

____

____

____

Deine Stärken und guten Eigenschaften sind:

____

____

____

Ich schätze an dir:

____

____

____

Schreiben Sie Ihre eigenen positiven Absichten und Würdigungen:

1. ______________________________

____

2. ______________________________

____

3. ______________________________

____

4. ______________________________

____

5. ______________________________

____

6. ______________________________

____

7. ______________________________

____

8. ______________________________

____

____

9.

10.

11.

12.

13.

14.

15.

16.

17.

18.

19.

20.

Sich ablenken, Teil 1 – Arbeitsblatt

Schritt 1: **Nehmen Sie wahr**, dass die emotionale Spannung zu steigen beginnt. Bewerten Sie sie (in einer Skala von 1 bis 5): ____________________

Schritt 2: **Distanzieren** Sie sich von der emotionalen Erfahrung. Bleiben Sie in Verbindung mit Ihrer Umgebung. Lesen Sie erneut den Abschnitt über das Beobachten (siehe 3. Woche »Fertigkeit 1: Distanz finden in einer emotionalen Krise«, S. 56 und schreiben Sie auf, was Ihnen auffällt bei Ihren Gefühlen, Gedanken und Ihrem Verhalten.

Schritt 3: **Vermitteln/kommunizieren** Sie die emotionale Erfahrung. Benutzen Sie die Wortliste für Gefühle, wenn es Ihnen schwerfällt, eigene Worte zu finden. Beziehen Sie sich auf die Sitzungen zum Kommunizieren, um die Erfahrung für sich und andere verständlich zu machen.

Schritt 4: Versuchen Sie, sich **abzulenken**. Gehen Sie den Aktivitäten nach, die Sie auf Ihrer Karte aufgelistet haben und konzentrieren Sie sich auf die Aktivität, die dort aufgeschrieben ist. Nehmen Sie Kontakt zu einem Mitglied Ihres Helferteams auf und lassen Sie sich dabei unterstützen, einer ablenkenden Aktivität nachzugehen. Notieren Sie sich, welchen Aktivitäten Sie nachgegangen sind und wie lange. Bewerten Sie Ihre emotionale Spannung, nachdem Sie eine Aktivität ausgeführt haben.

Aktivität	Verbrachte Zeit	Emotionale Spannung
1.		
2.		
3.		
4.		
5.		
6.		
7.		

Schritt 5: Eine andere Möglichkeit, sich abzulenken, sind würdigende Aussagen. Lesen Sie eine positive Aussage, die Sie sich auf Ihren Karten aufgeschrieben haben. Fragen Sie Ihr Helferteam nach weiteren ermutigenden Aussagen und schreiben Sie diese ebenfalls auf. Bewerten Sie Ihre Spannung nach jeder gelesenen Aussage.

Würdigende Aussage	Gesagt von	Emotionale Spannung
1.		
2.		
3.		
4.		
5.		
6.		
7.		

Schritt 6: Schreiben Sie positive Absichten auf und sprechen Sie diese vor einem Spiegel laut aus. Bewerten Sie Ihre emotionale Spannung danach jedes Mal erneut.

Positive Absicht	Emotionale Spannung
1.	
2.	
3.	
4.	
5.	
6.	
7.	

Sie wissen, dass Sie Ihre Fertigkeit »sich ablenken« nutzen, wenn …

1. Sie aus sich selbst herausgehen und Ihr Helferteam um Hilfe bitten.

2. Sie positive »Selbstgespräche« nutzen.

3. Sie das Zentrum Ihrer Aufmerksamkeit wechseln möchten.

4. Sie auf Ihre selbsterstellte Karte schauen und einer oder zwei ablenkenden Aktivitäten nachgehen.

5. Sie eine Reihe würdigender Aussagen oder positiver Absichten lesen.

Was fanden Sie in dieser Sitzung besonders hilfreich?

10. Woche: Sich ablenken, Teil 2

Ablauf der Sitzung:
Ausfüllen des Best-Bogens und Notieren der Werte in der Best-Kurve
Entspannungsübung
Gefühlskalender – sich selbst einschätzen lernen
- Wie häufig sind die einzelnen Spannungsgrade in der Woche aufgetreten?

Fertigkeiten-Dokumentation
- Welche Fertigkeiten haben Sie angewendet?

Besprechen der Hausaufgaben der letzten Sitzung
Fertigkeit 4: Sich ablenken, Fortsetzung
- Fantasieübung
- Ablenkungskarten

Hausaufgaben:

[ ] Ausfüllen der Fertigkeiten-Dokumentation
[ ] Nutzen Sie den Gefühlskalender jeden Tag. Auf welchen Ebenen befinden Sie sich während der Woche? Beschreiben Sie:
- die Situation,
- Ihre Gefühle,
- Ihre körperlichen Empfindungen,
- Ihre Gedanken,
- welche Schemas Ihren Gedanken zugeordnet werden können,
- Ihre Handlungsimpulse,
- Ihr Verhalten.

[ ] Setzen Sie die Fantasieübung fort: Fertigen Sie weitere Bilder von sicheren Orten für Ihren Notizblock an. Betrachten Sie diese jeden Tag eine Zeit lang.

Sie wissen, dass Sie Ihre Fertigkeit »sich ablenken« nutzen, wenn …

1. Sie aus sich selbst herausgehen und Ihr Helferteam um Hilfe bitten.

2. Sie positive »Selbstgespräche« nutzen.

3. Sie das Zentrum Ihrer Aufmerksamkeit wechseln möchten.

4. Sie auf Ihre selbsterstellte Karte schauen und einer oder zwei ablenkenden Aktivitäten nachgehen.

5. Sie ein Reihe würdigender Aussagen oder positiver Absichten lesen.

Bitte vergessen Sie nicht, sich vor jeder Sitzung bei der Gruppenleitung anzumelden.
Vergessen Sie auch nicht das Arbeitsbuch und die Hausaufgaben!

Fertigkeit 4: Sich ablenken (Fortsetzung)
In dieser Sitzung werden Sie einige weitere ablenkende Aktivitäten kennenlernen, um die emotionale Spannung während einer Krise zu reduzieren.

Achtsamkeitsübungen: Machen Sie sich eine Liste von Achtsamkeitsübungen. Konzentrieren Sie sich völlig auf die ablenkende Aktivität (z.B. Beobachten von Objekten wie Kerze, Seifenblasen, Hören von Geräuschen oder Musik). Schenken Sie der Aktivität Ihre volle Aufmerksamkeit und gehen Sie vollkommen in dem Moment auf, im Hier und Jetzt.

Entspannungsübungen: Es gibt viele verschiedene Übungen, die man anwenden kann. Finden Sie diejenige, die Ihnen am angenehmsten ist, bei Ihnen am besten wirkt und der Sie ohne Schwierigkeiten nachgehen können. Ständige Übung ist wichtig. Führen Sie die Übung täglich durch, unabhängig davon, ob Sie glauben, Entspannung nötig zu haben oder nicht. Tatsächlich können Tage, an denen Sie sich bereits entspannt fühlen, die produktivste Zeit zum Üben sein, weil es dann leichter ist, die volle Aufmerksamkeit auf das Erlernen einer Technik zu richten. Wenn Sie dann gestresst sind, erfordert die Entspannung weniger Mühe und gelingt beinahe automatisch.

Drei Entspannungstechniken zum Ausprobieren

- **Bilder:** Konzentrieren Sie sich auf eine angenehme Vorstellung, eine, in die Sie problemlos eintauchen können und die Sie als beruhigend und wohltuend empfinden (zum Beispiel am Strand liegen, auf einem Berggipfel sitzen, durch eine Blumenwiese oder einen Wald gehen oder irgendein anderer Ort, mit dem Sie angenehme Erinnerungen verbinden oder den Sie sich als angenehm vorstellen). Konzentrieren Sie sich auf die Aussicht, Geräusche, Gerüche, Gefühle (z.B. Temperatur, Luft), körperliche Sinneseindrücke (z.B. Wärme, weicher Sand). Lauschen Sie sanften Musikklängen (ohne Worte), mit oder ohne Naturgeräuschen, wenn dies Ihnen hilft, das Bild besser aufzubauen. Trainieren Sie Ihr Vorstellungsvermögen mindestens einmal pro Tag, wenn Sie sich nicht in einer Krise befinden. Dies wird es Ihnen erleichtern, eine Vorstellung zu erzeugen, auch wenn Sie von überwältigenden Emotionen abgelenkt werden sollten.

- **Achtsames Atmen:** Achtsames Atmen war unsere erste Entspannungsaktivität in der Sitzung »Distanz finden«. Atmen Sie durch Ihr Zwerchfell. Legen Sie eine Hand auf Ihre Brust und die andere auf den Bauch. Sie sollten fühlen, wie Ihr Bauch sich dehnt (vorn, hinten und an den Seiten), während Sie atmen. Ihr Brustkorb sollte sich nicht bewegen, während Sie durch Ihr Zwerchfell atmen. Atmen Sie durch die Nase ein und durch den Mund wieder aus. Legen Sie sich mit dem Rücken auf den Boden und legen Sie ein Objekt (etwa ein Buch) auf den Unterleib. Konzentrieren Sie sich auf das Objekt, während es sich parallel zu Ihrer Atmung auf und ab bewegt, 5 bis 10 Minuten lang. Drehen Sie sich nun auf den Bauch, die Hände um den Kopf herumgelegt. Wenn Sie einatmen, drückt Ihr Bauch gegen den Boden. Wenn Sie ausatmen, löst er sich wieder vom Boden.

  Atemzüge zählen: Atmen Sie tief ein und aus. Zählen Sie bis 4 beim Einatmen. Zählen Sie bis 8 beim Ausatmen. Versuchen Sie, beim Ausatmen bis 16 oder sogar bis 20 zu zählen.

  Entspannungsseufzer: Atmen Sie durch Ihr Zwerchfell ein, stoßen Sie dann einen langen Seufzer der Erleichterung aus, während die Luft Ihre Lungen verlässt.

  Spannungsabbau: Sagen Sie zu sich selbst, während Sie einatmen: »Entspannung einatmen.« Während Sie ausatmen, sagen Sie sich: »Anspannung ausatmen.« Machen Sie eine kurze Pause, bevor Sie wieder einatmen.

- **Progressive Muskelentspannung:** Schauen Sie sich die Entspannungsmethode noch einmal an, die wir in der 4. Woche in der Sitzung zum Kommunizieren gelernt haben.

Glücksbringer/Talisman: Wählen Sie ein tragbares Objekt aus, das Ihnen gefällt. Manche Menschen wählen ein Stofftier (besonders die treuen Begleiter aus der Kindheit) oder ein Objekt, das sie an jemand erinnert, bei dem sie sich sicher und geborgen fühlen. Denken Sie an die angenehmen Erinnerungen, die mit der Situation, Zeit und/oder Person zusammenhängen.

Beruhigende Tätigkeiten
Hier ist eine Liste mit nützlichen ablenkenden und beruhigenden Tätigkeiten, die frühere Gruppenmitglieder gesammelt haben.

an einem Fluss sitzen	Kopfkissen oder Stofftier streicheln
an einem Projekt arbeiten	Kreuzworträtsel lösen
andere massieren oder sich massieren lassen	kritzeln/Männchen malen
anderen zuhören	Leute beobachten
Aquarium beobachten	malen
arbeiten	meditieren
Auto fahren	mit Büroklammern spielen
Badminton spielen	mit dem Bus fahren
Bekannte besuchen	mit den Fingern malen
beten	mit Haustieren spielen
Computerspiele	mit Lehm spielen
duschen	mit Seifenblasen spielen
ehrenamtliche Tätigkeiten	mit Wasser spielen
ein Bad nehmen	Möbel neu arrangieren
ein Spiel spielen	Musik hören
eine Rückmeldung von anderen bekommen	Musikinstrument spielen
einem Kind etwas vorlesen	nach draußen gehen
einen Schaufensterbummel machen	Nägel schneiden
einen Stadtbummel machen	nähen
Fahrrad fahren	Papier zerreißen
fernsehen	Popcorn essen
fischen gehen	positive und würdigende Aussagen lesen
Fotos ansehen	Rasen mähen
freiwillige Arbeit leisten	reiten
Gartenarbeit	schaukeln
Geduldspiel/Puzzle	schlafen/dösen
Haare schneiden lassen	Schokolade essen
Hände waschen	sich neu einrichten
Haus saubermachen	singen
Hobby	Solitär spielen
im Schaukelstuhl sitzen	spazieren gehen
in der Sonne sitzen	Sterne/Wolken beobachten
in die Buchhandlung gehen	streichen
ins Kino gehen	stricken
Kaffee/Tee/heiße Schokolade trinken	Tagebuch führen
Kinderbücher lesen	tanzen
kuscheln mit Schmusedecke oder Stofftier	dem Wasser lauschen
kochen	Yoga
Konzertbesuch	zu einer Sportveranstaltung gehen

Fantasieübung – Schaffung eines sicheren Ortes

Wenn Sie bemerken, dass Ihre Gefühle intensiver werden, können Sie sich ablenken, indem Sie sich einen sicheren Ort vorstellen. Dieser Ort kann einer sein, den Sie während eines Urlaubs gesehen haben, etwa ein sonniger Strand,
ein Berggipfel oder Flussufer. Für andere kann auch ein bestimmter Raum einen sicheren Ort darstellen oder vielleicht sogar ein Stuhl zusammen mit dem liebsten Stofftier, einer kuscheligen Decke und einer Tasse Tee.

Eine andere Möglichkeit, innere Bilder entstehen zu lassen, während Ihre Emotionen sich intensivieren, besteht darin, Bilder von Szenen, Räumen oder Objekten zu zeichnen, die beruhigend und wohltuend anzusehen sind. Sie können sich diese Bilder anschauen, indem Sie sie in den Händen halten, auf den Kühlschrank stellen oder sie sich für den Fall einprägen, dass sie gerade nicht für Sie erreichbar sind.

Die folgende Gruppenübung wird es Ihnen ermöglichen, Bilder auf einem Blatt Papier zu sammeln. Sie können sich entscheiden, ob Sie wenige Bilder oder eine ganze Sammlung für schwere Zeiten erstellen wollen.

Schritt 1: Bevor Sie mit der eigentlichen Arbeit anfangen, denken Sie an einen Ort, an dem Sie sich zuvor bereits sicher und geborgen gefühlt haben. Dieser Ort kann real oder auch in Büchern sein, die Sie gelesen haben, oder in Filmen, die Sie gesehen haben. Schließen Sie die Augen und versuchen Sie, einzelne Objekte an diesem Ort auszumachen. Diese Objekte können Sie dann entweder aus Zeitschriften ausschneiden oder selbst zeichnen. Sie können sich aufschreiben, welche Gegenstände Sie an Ihrem sicheren Ort haben wollen, etwa bequeme Kissen oder Möbel, vertraute Dinge (Stofftiere, Bücher) oder Dinge, die die Sinne ansprechen, wie etwa Blumen.

Schreiben Sie hier einige der Gegenstände auf, die Sie mitnehmen möchten:

Schritt 2: Mit dem ausgesuchten Material zeichnen Sie sich den Ort Ihrer Vorstellung oder kleben diesen mit ausgeschnittenen Zeitschriftenteilen passend zusammen.

Schritt 3: Beschreiben Sie, wie Sie zu Ihrem sicheren Ort gelangen. Welche Worte werden Sie benutzen? Zum Beispiel könnten Sie laut zu sich selbst sagen: »Ich gehe für eine Weile zu meinem sicheren Ort, so lange, bis ich meine Gefühle wieder im Griff habe.« Eine andere Möglichkeit wäre, sich vorzustellen, eine Treppe zu erklimmen oder durch einen Korridor zum sicheren Ort zu gelangen.

Ich gehe zu meinem sicheren Ort, indem:

____

____

____

____

Schritt 4: Nachdem Sie das Bild (bzw. die Bilder) fertiggestellt haben, verbringen Sie jeden Tag einen Moment damit, es sich anzusehen. Schließen Sie dann Ihre Augen und versuchen Sie, sich das Bild in Ihrer Vorstellung zu erhalten, ohne es sich erneut anzusehen. Sie können sogar versuchen, Ihren sicheren Ort in Ihrer eigenen Wohnung so nachzustellen, dass Sie einige der Dinge wiederfinden, die Sie sich aufgezeichnet oder ausgeschnitten haben. Sie können sich entscheiden, mehrere Bilder zu machen und sie in Ihren Notizblock zu legen, damit Sie sich diese jeden Tag ansehen können und somit auf mehrere Fantasiebilder zurückgreifen können, wenn Ihre emotionale Spannung intensiver wird.

Gefühlskalender – Arbeitsblatt

Auslösendes Ereignis

Schildern Sie objektiv und so detailliert wie möglich das Ereignis (evtl. die Ereignisse), das dieser Krise unmittelbar vorangegangen ist.

Name des Gefühls

Welche/n Namen würden Sie dem Gefühl geben? Beschreiben Sie, wie es sich anfühlt.

Körperliche Empfindungen

Beschreiben Sie, welche körperlichen Empfindungen Sie wahrnehmen (z.B. Herzrasen, Schwitzen, Zittern)

Gedanken

Legen Sie Ihre Gedanken dar, die während der Krise auftreten. Bewerten, analysieren und hinterfragen Sie sie nicht.

Schemas

Welchen Schemas lassen sich Ihre Gedanken zuordnen? Welche Themen sind in den Gedanken enthalten?

Handlungsimpulse

Was fühlen Sie, müssen Sie tun, um auf eine Krise zu reagieren? Was ist Ihre »Reflexhandlung«?

Verhalten

Beschreiben Sie, was Sie während einer Krise getan haben.

Hinterfragen von verzerrten Gedanken

Listen Sie gedankliche Verzerrungen auf und finden Sie für jeden dysfunktionalen Gedanken mindestens drei Gegenaussagen, die ihn korrigieren.

Ablenkung

Welche ablenkende Aktivität haben Sie genutzt? Wie hoch war die Spannung zu Anfang und am Ende?

Aktivität	Anfang	Ende

Welche positiven Absichten und würdigenden Aussagen haben Sie verwendet?

Sie wissen, dass Sie Ihre Fertigkeit »sich ablenken« nutzen, wenn …

1. Sie aus sich selbst herausgehen und Ihr Helferteam um Hilfe bitten.
2. Sie positive »Selbstgespräche« nutzen.
3. Sie das Zentrum Ihrer Aufmerksamkeit wechseln möchten.
4. Sie auf Ihre selbsterstellte Karte schauen und einer oder zwei ablenkenden Aktivitäten nachgehen.
5. Sie eine Reihe würdigender Aussagen oder positiver Absichten lesen.

Was fanden Sie in dieser Sitzung besonders hilfreich?

11. Woche: Probleme bewältigen, Teil 1

Ablauf der Sitzung:

Ausfüllen des Best-Bogens und Notieren der Werte in der Best-Kurve

Entspannungsübung

Gefühlskalender – sich selbst einschätzen lernen

- Wie häufig sind die einzelnen Spannungsgrade in der Woche aufgetreten?

Fertigkeiten-Dokumentation

- Welche Fertigkeiten haben Sie angewendet?

Fertigkeit 5: Probleme bewältigen

- Problembewältigung – Arbeitsblatt
- Krisenmanagement – Arbeitsblatt

Hausaufgaben:

[ ] Ausfüllen der Fertigkeiten-Dokumentation

[ ] Nutzen Sie den Gefühlskalender jeden Tag. Auf welchen Ebenen befinden Sie sich während der Woche? Beschreiben Sie:
- die Situation,
- Ihre Gefühle,
- Ihre körperlichen Empfindungen,
- Ihre Gedanken,
- welche Schemas Ihren Gedanken zugeordnet werden können,
- Ihre Handlungsimpulse,
- Ihr Verhalten.

[ ] Füllen Sie das Arbeitsblatt zur Problembewältigung aus mit mindestens zwei ausgewählten Problemen.

[ ] Notieren Sie Ihre Problembewältigungen im Gefühlskalender.

Sie wissen, dass Sie Ihre Fertigkeit, »Probleme bewältigen« nutzen, wenn …

1. Sie erkennen, dass es ein Problem gibt.

2. Sie die nachhaltigen Konsequenzen Ihres Verhaltens einsehen.

3. Sie flexibler werden.

4. Sie erkennen, dass Sie eine Wahl haben, und Alternativen bedenken.

5. Sie neue und effektivere Problembewältigungsfertigkeiten in allen Bereichen Ihres Lebens anwenden.

6. Sie nicht versuchen, mit mehr als einem Ball zu spielen – es ist deutlich einfacher auf diese Weise!

7. Sie sich altes, selbstschädigendes Bewältigungsverhalten abgewöhnen und es durch gesünderes und befriedigenderes ersetzen .

8. Sie eigene Entscheidungen treffen und die Verantwortung für Fehler übernehmen. Sie weigern sich, sich wegen solcher Rückschläge zu schämen oder schuldig zu fühlen. Sie geben in jedem Moment Ihr Bestes und das ist gut genug.

9. Sie die Sache anders angehen, wenn Sie wollen, dass etwas anderes passiert.

Bitte vergessen Sie nicht sich vor jeder Sitzung bei der Gruppenleitung anzumelden.
Vergessen Sie auch nicht das Arbeitsbuch und die Hausaufgaben!

Fertigkeit 5: Probleme bewältigen

Was ist Problembewältigung?

Wenn die Krankheit starke Emotionen hervorruft, wird es schwierig, wenn nicht gar unmöglich, mit Problemen fertig zu werden und überlegte Entscheidungen zu treffen. Der wichtigste Rat für eine Krise lautet: Treffen Sie keine wichtigen Entscheidungen während einer emotionalen Krise! Entscheidungen, die in einer Krise getroffen werden, würden in einem ruhigeren Zustand meist nicht so gefällt.
Der erste Schritt besteht darin, zu entscheiden, um was für ein Problem es sich handelt und ob es überhaupt ein Problem ist. Was als Problem erscheint, ist nicht selten das Ergebnis verzerrter oder negativer Gedanken. Daher sollten Sie alle bisher erlernten Fertigkeiten nutzen, bevor Sie den Prozess der Problembewältigung angehen. Problembewältigung dient dazu, die Auswirkungen der Krankheit auf die Menschen in Ihrem Umfeld unter Kontrolle zu halten. Sie arbeiten am Umgang mit Problemen und nicht notwendigerweise an deren Lösung. Während intensiver emotionaler Krisen ist das Beste, worauf Sie hoffen können, die Probleme unter Kontrolle zu halten, nicht aber, sie zu lösen. Effektive Problembewältigung kann nur dann stattfinden, wenn Sie relativ entspannt sind. Eine schlecht durchdachte Reaktion auf ein Problem im Rahmen einer Krise kann die Dinge auf lange Sicht nur schlimmer machen.

Wie lassen sich Probleme bewältigen?

Die Fertigkeit »Probleme bewältigen« setzt die intensive Anwendung der vorher erlernten Fertigkeiten voraus. Um eine objektive Sicht auf das Problem zu erhalten, ist es wichtig festzustellen, inwieweit Ihre Sicht der Dinge mit der anderer Beteiligter übereinstimmt. Dazu werden Sie die Fertigkeiten »Distanz finden« und »Kommunizieren« anwenden müssen, um anderen in klaren Worten Ihre Sicht des Problems zu schildern.
Finden Sie Distanz zu Ihrer emotionalen Spannung. Lenken Sie sich wenn nötig ab. Kommunizieren/vermitteln Sie anderen die Situation (Gefühle, Gedanken, Schemas etc.). Identifizieren Sie alle verzerrten und/oder negativen Gedanken und versuchen Sie, diese zu hinterfragen. Nur wenn das verzerrte Denken nicht das eigentliche Problem darstellt, fahren Sie fort mit der Strategie zur Problembewältigung auf dem folgenden Arbeitsblatt.

Die 8 Schritte der Problembewältigung

1. Auf die Fertigkeit »Probleme bewältigen« vorbereiten: Distanz gewinnen
2. Das Problem beschreiben, analysieren und definieren
3. Gedanken hinterfragen mit Hilfe des Helferteams
4. Erwartungen an das Ergebnis formulieren
5. Die Handlungsmöglichkeiten sammeln, bewerten und auswählen
6. Die Handlungsschritte planen
7. Den Plan ausführen
8. Die Umsetzung des Planes auswerten

Problembewältigung – Arbeitsblatt

1. Schritt: Distanz gewinnen
Bringen Sie sich in eine Verfassung, in der Sie ausreichend Distanz haben, um sich mit einem problematischen Bereich zu beschäftigen. Fassen Sie in Worte, wie Ihre emotionale Verfassung eventuell die Wahrnehmung des Problems beeinflusst (kommunizieren). Welche Fertigkeiten können Sie sonst noch anwenden?
Beispiel: Vor der Bearbeitung des Arbeitsblattes eine beruhigende Musik hören.
Die Fertigkeit »Probleme bewältigen« ist sehr aufwendig. Überlegen Sie deswegen im Vorfeld, ob das von Ihnen gewählte Problem durch die Anwendung der bereits gelernten Fertigkeiten zu lösen ist, also ob es nicht das Ergebnis mangelnder Distanz, Kommunikation oder von Ablenkung ist.

2. Schritt: Das Problem beschreiben, analysieren und definieren
a. Das Problem beschreiben
Beispiel: Letzte Woche bin ich wieder mit zu hoher Geschwindigkeit beim Autofahren erwischt worden.
Nutzen Sie dazu auch die Aufzeichnungen im Gefühlskalender. Nehmen Sie nur ein Problem in Angriff.
Welche Gefühle, Gedanken, körperlichen Empfindungen und Handlungsimpulse löst das Problem bei Ihnen aus? Gibt es Anfälligkeitsfaktoren, welche die Wahrnehmung des Problems beeinflussen (unzureichender Schlaf etc.)?

b. Das Problem eingrenzen und analysieren
Beispiel: Ich wollte nicht zu spät zur Arbeit kommen und fürchtete die Kritik der Kollegen.
Versuchen Sie, möglichst genau einzugrenzen, was das Problem ist und was nicht. Wie fing es an? Wer ist an dem Problem beteiligt? Warum ist aus Ihrer Sicht das Problem überhaupt entstanden? Versuchen Sie, in Ihren Beschreibungen der Ereignisse so präzise und detailliert wie möglich zu sein.

c. Das Problem definieren (benennen)
Beispiel: Häufig komme ich zu vereinbarten Terminen zu spät.
Nachdem Sie sich das Problem genau angeschaut haben, versuchen Sie das Problem möglichst in wenigen Worten (maximal 10) zu benennen.

3. Schritt: Gedanken hinterfragen mit Hilfe des Helferteams
a. Nimmt Ihr Helferteam das Problem genauso wahr wie Sie? ______Ja ______Nein
b. Ist Ihre Sicht des Problems beeinflusst von verzerrtem und/oder negativem Denken? ______Ja ______Nein
c. Wenn es so aussieht, als ob das Problem tatsächlich das Resultat von verzerrtem und/oder negativem Denken ist, hinterfragen Sie diese Gedanken.

Verzerrter/negativer Gedanke	Korrektur
Beispiel: Immer kommt mir etwas dazwischen.	Beispiel: Um Hindernisse zu überwinden, müssen sie erkannt werden.

4. Schritt: Erwartungen an das Ergebnis formulieren
Wenn das Problem gelöst ist, was wird dann für Sie anders?
Beispiel: Wenn ich pünktlich zu meinen Terminen komme, werde ich viel entspannter sein.

5. Schritt: Die Handlungsmöglichkeiten sammeln, bewerten und auswählen
a. Sammeln Sie Ideen der Handlungsmöglichkeiten, zunächst ohne sich viele Gedanken darüber zu machen und ohne die Ideen zu bewerten. Schreiben Sie die Ideen in die Tabelle.
b. Schreiben Sie die Vor- und Nachteile für die einzelnen oben aufgeführten Handlungen auf.
c. Suchen Sie dann die besten Handlungsmöglichkeiten aus und kreuzen Sie diese an.
d. Überlegen Sie sich die Konsequenzen der jeweiligen Handlungsmöglichkeit. Passen diese zu Ihren Erwartungen und Wünschen?
e. Treffen Sie eine Entscheidung, welche Handlungsmöglichkeiten Sie umsetzen wollen.

Handlung	Vorteil	Nachteil	Auswahl	Konsequenz
Beispiel: Unabhängig vom Ankunftstermin beachte ich immer die Geschwindigkeitsbegrenzungen.	weniger Strafen	Ich komme weiter unpünktlich.	X	weniger Gefährdung

f. Versuchen Sie knapp und genau (in nicht mehr als 10 Worten) Ihre bevorzugte Lösung (Handlungsmöglichkeit) zu benennen.
Beispiel: Ich plane die Wegezeiten besser.

6. Schritt: Die Handlungsschritte planen
a. Überlegen Sie sich und sammeln Sie Schritte, die zur Umsetzung notwendig sind. Benennen Sie möglichst konkret, was Sie tun müssen (z. B. ein Telefonat mit xy führen). Erstellen Sie sich damit einen Plan, wie Sie die Lösung des Problems angehen wollen.

Handlungsschritte
Beispiel: Ich erfasse mit Hilfe eines Fahrtenbuches Wegezeiten und stelle den Wecker früher.

b. Proben Sie die Ausführung des Plans. Es ist hilfreich, jeden einzelnen Schritt zunächst in Ihrer Vorstellung durchzugehen. Woran werden Sie merken, dass der Plan Erfolg hatte?
Danach können Sie die Umsetzung des Planes für sich allein üben und anschließend noch mit einem Mitglied des Helferteams durchgehen (eventuell als Rollenspiel).
c. Schreiben Sie sich einige positive und würdigende Aussagen auf, die Sie während Ihres Handelns nutzen können.

Beispiel: Wenn ich mich für etwas entscheide, setze ich es in der Regel auch um.

d. Besprechen Sie das Ergebnis mit den Mitgliedern des Helferteams
e. Wenn Sie mit dem Ergebnis noch nicht zufrieden sind, probieren Sie einen alternativen Handlungsplan in gleicher Weise aus.

7. Schritt: Den Plan ausführen
Seien Sie präzise darin, wie Sie den Plan ausführen. Überprüfen Sie die Umsetzung mit Hilfe Ihres Gefühlskalenders

8. Schritt: Die Umsetzung des Planes auswerten
a. War die Problemlösung erfolgreich?

Beispiel: Teilweise.

b. Welcher Teil des Plans hat besonders gut funktioniert?

Beispiel: Pünktlicher zur Arbeit kommen.

c. Wenn der Plan nicht erfolgreich war, haben Sie Schwierigkeiten übersehen?

Beispiel: Bei emotionaler Anspannung bin ich noch immer zu schnell gefahren.

d. Wurden die einzelnen Schritte genau genug geplant?

Beispiel: Nein, weil die Schritte Absichten und nicht Verhalten enthalten haben.

e. Haben Sie bestimmte Vorschläge vorschnell ausgeschlossen?

Beispiel: Ich habe Hilfe durch andere ausgeschlossen.

f. Gibt es einen alternativen Handlungsplan, der Ihre Erfahrungen berücksichtigt?

Beispiel: Ich werde Fertigkeiten zum Abbau emotionaler Spannung mehr berücksichtigen.

Krisenmanagement Arbeitsblatt
Distanz finden (besonders in Bezug auf Situationen und Ereignisse vor einer Krise)

Kommunizieren von momentanen Gefühlen, körperlichen Empfindungen, Gedanken, Handlungsimpulsen, ausgelösten Schemas und Verhalten

Hinterfragen von verzerrten Gedanken

Sich ablenken (sich selbst würdigen und ermutigen, sich konzentrieren, Prioritäten setzen, entspannen)

Bewältigen des Problems

Gefühlskalender – Arbeitsblatt

Auslösendes Ereignis

Schildern Sie objektiv und so detailliert wie möglich das Ereignis (evtl. die Ereignisse), das dieser Krise unmittelbar vorangegangen ist.

Name des Gefühls

Welche/n Namen würden Sie dem Gefühl geben? Beschreiben Sie, wie es sich anfühlt.

Körperliche Empfindungen

Beschreiben Sie, welche körperliche Empfindungen Sie wahrnehmen (z.B. Herzrasen, Schwitzen, Zittern)

Gedanken

Legen Sie Ihre Gedanken dar, die während der Krise auftreten. Bewerten, analysieren und hinterfragen Sie sie nicht.

Schemas

Welchen Schemas lassen sich Ihre Gedanken zuordnen? Welche Themen sind in den Gedanken enthalten?

Handlungsimpulse

Was fühlen Sie, müssen Sie tun, um auf eine Krise zu reagieren? Was ist Ihre »Reflexhandlung«?

Verhalten

Beschreiben Sie, was Sie während der Krise getan haben.

Hinterfragen von verzerrten Gedanken

Listen Sie gedankliche Verzerrungen auf und finden Sie für jeden dysfunktionalen Gedanken mindestens drei Gegenaussagen, die ihn korrigieren.

Ablenkung

Welche ablenkende Aktivität haben Sie genutzt? Wie hoch war die Spannung zu Anfang und am Ende?

Aktivität	Anfang	Ende

Welche positiven Absichten und würdigenden Aussagen haben Sie verwendet?

Problembewältigung

Als Sie das beschriebene Vorgehen zur Problembewältigung genutzt haben, wie sind Sie da mit den identifizierten Problemen umgegangen?

Sie wissen, dass Sie Ihre Fertigkeit »Probleme bewältigen« nutzen, wenn ...

1. Sie erkennen, dass es ein Problem gibt.

2. Sie die nachhaltigen Konsequenzen Ihres Verhaltens einsehen.

3. Sie flexibler werden.

4. Sie erkennen, dass Sie eine Wahl haben, und die Alternativen bedenken.

5. Sie neue und effektivere Fertigkeiten zum Bewältigen von Problemen in allen Bereichen Ihres Lebens anwenden.

6. Sie nicht versuchen, mit mehr als einem Ball zu spielen – es ist deutlich einfacher auf diese Weise!

7. Sie sich altes, selbstschädigendes Bewältigungsverhalten abgewöhnen und es durch gesünderes und befriedigenderes ersetzen.

8. Sie eigene Entscheidungen treffen und die Verantwortung für Fehler übernehmen. Sie weigern sich, sich wegen solcher Rückschläge zu schämen oder schuldig zu fühlen. Sie geben in jedem Moment Ihr Bestes und das ist gut genug.

9. Sie die Sache anders angehen, wenn Sie wollen, dass etwas anderes passiert.

Was fanden Sie in dieser Sitzung besonders hilfreich?

12. Woche: Probleme bewältigen, Teil 2

Ablauf der Sitzung;

Ausfüllen des Best-Bogens und Notieren der Werte in der Best-Kurve

Entspannungsübung

Gefühlskalender – sich selbst einschätzen lernen

- Wie häufig sind die einzelnen Spannungsgrade in der Woche aufgetreten?

Fertigkeiten-Dokumentation

- Welche Fertigkeiten haben Sie angewendet?

Fertigkeit 5: Probleme bewältigen (Fortsetzung)

- Gedicht: »Loslassen«
- Problembewältigung – Arbeitsblatt

Hausaufgaben:

[ ] Ausfüllen der Fertigkeiten-Dokumentation

[ ] Nutzen Sie den Gefühlskalender jeden Tag. Auf welchen Ebenen befinden Sie sich während der Woche? Beschreiben Sie:

- die Situation,
- Ihre Gefühle,
- Ihre körperlichen Empfindungen,
- Ihre Gedanken,
- welche Schemas Ihren Gedanken zugeordnet werden können,
- Ihre Handlungsimpulse,
- Ihr Verhalten.

[ ] Fahren Sie mit dem Arbeitsblatt zur Problembewältigung fort.

[ ] Üben Sie Problembewältigung.

Sie wissen, dass Sie Ihre Fertigkeit »Probleme bewältigen« nutzen, wenn …

1. Sie erkennen, dass es ein Problem gibt.

2. Sie die nachhaltigen Konsequenzen Ihres Verhaltens einsehen.

3. Sie flexibler werden.

4. Sie erkennen, dass Sie eine Wahl haben und sich auf Alternativen fokussieren.

5. Sie neue und effektivere Fertigkeiten zum Bewältigen von Problemen in allen Bereichen Ihres Lebens anwenden.

6. Sie nicht versuchen, mit mehr als einem Ball zu spielen – es ist deutlich einfacher auf diese Weise!

7. Sie sich altes, selbstschädigendes Bewältigungsverhalten abgewöhnen und es durch gesünderes und befriedigenderes ersetzen.

8. Sie eigene Entscheidungen treffen und die Verantwortung für Fehler übernehmen. Sie weigern sich, sich wegen solcher Rückschläge zu schämen oder schuldig zu fühlen. Sie geben in jedem Moment Ihr Bestes und das ist gut genug.

9. Sie die Sache anders angehen wenn Sie wollen, dass etwas anderes passiert.

Bitte vergessen Sie nicht, sich vor jeder Sitzung bei der Gruppenleitung anzumelden.
Vergessen Sie auch nicht das Arbeitsbuch und die Hausaufgaben!

Visualisierung – Der private Garten

Machen Sie es sich bequem. Beginnen Sie damit, langsam und tief durchzuatmen, atmen Sie dabei durch die Nase ein und durch den Mund wieder aus. wobei Sie so langsam wie möglich ausatmen. Lassen Sie die Oberfläche, auf der Sie sich befinden – ein Stuhl, der Boden oder das Bett – Ihren Körper vollkommen stützen, während Sie weiterhin entspannt atmen.

Stellen Sie sich vor, dass Sie an einem warmen, sonnigen Frühlingstag spazieren gehen. Während Ihres Spaziergangs bemerken Sie einen dunklen Waldpfad und entscheiden sich, ihm zu folgen. Nach einer Weile können Sie in der Ferne ein Tor ausmachen, Sonnenlicht fällt durch das Tor und beleuchtet Ihren Weg. Sie spüren, während Sie sich dem Tor nähern, die Wärme und Energie der Sonnenstrahlen auf Ihrer Haut. Am Ende des Pfades öffnen Sie das Tor und betreten Ihren ganz eigenen, privaten Garten.

Blumen, Bäume, Büsche, Tiere, Musik, Wasser – was auch immer Ihnen gefällt – können an diesem Ort gefunden werden. Nehmen Sie sich Zeit und genießen Sie für einen Moment das Gefühl von Frieden und Geborgenheit in Ihrem Garten. Sehen Sie sich um und betrachten Sie all die Farben und Dinge an diesem Ort. Nehmen Sie die verschiedenen Formen wahr und wie sich alles voneinander abhebt. Schauen Sie zum Boden, schauen Sie zum Himmel und sehen Sie den Ort, an dem beide sich treffen.

Nehmen Sie nun wahr, wie sich die verschiedenen Dinge in Ihrem Garten anfühlen. Beginnen Sie, Ihren Garten mit Ihrem Tastsinn zu erkunden. Manches fühlt sich vielleicht glatt an und anderes rau. Erkunden Sie einfach Ihre Umgebung, während Sie die Gelassenheit, Ruhe und Behaglichkeit genießen. Achten Sie darauf, wie die Luft sich anfühlt. Ist sie kühl oder warm? Windig oder still?

Nun wird es Zeit, auch die Geräusche wahrzunehmen. Lauschen Sie den Geräuschen in Ihrem Garten, während Sie weiterhin die Erfahrung genießen und sich entspannen. Manche dieser Geräusche können sehr sanft sein, andere eher laut. Verharren Sie für einen Moment und versuchen Sie, deren Ursprung auszumachen. Vielleicht ist es auch sehr ruhig in Ihrem Garten, oder es gibt eine Vielzahl von Geräuschen.

Was noch bleibt zur Vervollständigung, ist der Geruch. Holen Sie tief Luft und atmen Sie dabei all die Düfte ein. Einige könnten Ihnen vertraut sein, während andere Ihnen völlig fremd sind. Nehmen Sie sich Zeit und erfreuen Sie sich an dem Garten. Nutzen Sie ihn in jeder Weise, wie Sie es wünschen, verbringen Sie so viel Zeit dort, wie Sie benötigen, um wieder Kraft zu schöpfen und für sich zu sorgen.

Und jetzt, da Sie die Route zu Ihrem Garten kennen, gehen Sie nun den Weg, den Sie gekommen sind, wieder zurück – durch den Garten, durch das Tor, den schattigen Waldpfad entlang – zurück zum Hier und Jetzt. Öffnen Sie jetzt langsam die Augen und fühlen sich erfrischt und munter.

Fertigkeit 5: Probleme bewältigen (Fortsetzung)
Loslassen
(Autor unbekannt)
»Loslassen« bedeutet nicht, mich nicht mehr zu kümmern.
Es bedeutet, ich kann es nicht anstelle eines anderen tun.
»Loslassen« heißt nicht, mich von anderen abzuschneiden.
Es ist die Erkenntnis, dass ich andere nicht kontrollieren kann.
»Loslassen« tut man nicht, um etwas zu erreichen,
sondern um aus Erfahrungen zu lernen
»Loszulassen« heißt, Machtlosigkeit einzugestehen,
was bedeutet, dass das Ergebnis nicht in meiner Hand liegt.
»Loslassen« dient nicht der Veränderung und der Anklage eines anderen.
Es hilft, das Beste aus mir selbst zu machen.
»Loslassen« handelt nicht davon, etwas haben zu wollen,
sondern dass einem etwas am Herzen liegt.
»Loslassen« ist nicht dazu da, um die Dinge in Ordnung zu bringen,
sondern um zu unterstützen.
»Loslassen« bedeutet nicht, zu urteilen,
sondern dem anderen zu erlauben, Mensch zu sein.
»Loslassen« dreht sich nicht darum, im Zentrum zu sein und alles zu bestimmen,
sondern andere ihr eigenes Schicksal bestimmen zu lassen.
»Loszulassen« bedeutet nicht, zu beschützen.
Es erlaubt dem anderen, sich der Realität zu stellen.
»Loslassen« ist nicht Ablehnung,
sondern Akzeptanz.
»Loszulassen« ist nicht Nörgeln, Schelten oder Streiten,
aber eine Hilfe, meine eigenen Fehler zu erkennen.
»Loszulassen« hilft mir nicht, alles nach meinen Wünschen zu richten,
aber jeden neuen Tag anzunehmen und mich daran zu erfreuen.
»Loslassen« heißt nicht, andere zu kritisieren und zu steuern,
aber es hilft, mehr und mehr die Person zu werden, die ich sein will.
»Loslassen« bedeutet nicht, der Vergangenheit nachzutrauern,
sondern zu wachsen und für die Zukunft zu leben.
»Loszulassen« heißt, weniger Angst zu haben
und mehr zu lieben

Sie wissen, dass Sie Ihre Fertigkeit, Probleme zu bewältigen, nutzen, wenn …

1. Sie erkennen, dass es ein Problem gibt.

2. Sie die nachhaltigen Konsequenzen Ihres Verhaltens einsehen.

3. Sie flexibler werden.

4. Sie erkennen, dass Sie eine Wahl haben, und die Alternativen bedenken.

5. Sie neue und effektivere Fertigkeiten zum Bewältigen von Problemen in allen Bereichen Ihres Lebens anwenden.

6. Sie nicht versuchen, mit mehr als einem Ball zu spielen – es ist deutlich einfacher auf diese Weise!

7. Sie sich altes, selbstschädigendes Bewältigungsverhalten abgewöhnen und es durch gesünderes und befriedigenderes ersetzen.

8. Sie eigene Entscheidungen treffen und die Verantwortung für Fehler übernehmen. Sie weigern sich, sich wegen solcher Ruckschläge zu schämen oder schuldig zu fühlen. Sie geben in jedem Moment Ihr Bestes und das ist gut genug.

9. Sie gehen die Sache anders an, wenn Sie wollen, dass etwas anderes passiert.

Was fanden Sie in dieser Sitzung besonders hilfreich?

STEPPS

Das Trainingsprogramm

Arbeitsbuch

Teil 3 – Verhaltenstraining

TEIL 3: Verhaltenstraining

13. Woche: Einführung in das Verhaltenstraining

Ablauf der Sitzung:

Ausfüllen des Best-Bogens und Notieren der Werte in der Best-Kurve

Entspannungsübung

Gefühlskalender – sich selbst einschätzen lernen

- Wie häufig sind die einzelnen Spannungsgrade in der Woche aufgetreten?

Fertigkeiten-Dokumentation

- Welche Fertigkeiten haben Sie angewendet?

Besprechen der Hausaufgaben

Verhaltenstraining

- Lesen von »Der Balanceakt«
- Ausfüllen des Verhaltenstests

Hausaufgaben:

[ ] Ausfüllen der Fertigkeiten-Dokumentation

[ ] Nutzen Sie den Gefühlskalender jeden Tag. Auf welchen Ebenen befinden Sie sich während der Woche? Beschreiben Sie:

- die Situation,
- Ihre Gefühle,
- Ihre körperlichen Empfindungen,
- Ihre Gedanken,
- welche Schemas Ihren Gedanken zugeordnet werden können,
- Ihre Handlungsimpulse,
- Ihr Verhalten.

[ ] Wenden Sie auch weiterhin die gelernten Fertigkeiten an.

Bitte vergessen Sie nicht, sich vor jeder Sitzung bei der Gruppenleitung anzumelden.
Vergessen Sie auch nicht das Arbeitsbuch und die Hausaufgaben!

Der Balanceakt

Selbst ohne eine psychische Krankheit ist eine innere Balance nötig, um das eigene Leben regeln zu können. Wenn ein Bereich Ihres Lebens nicht ausbalanciert ist oder außer Kontrolle gerät, werden andere Bereiche ebenfalls davon beeinflusst. Das wird die Bewältigung einer Krankheit, wie etwa der Borderline-Störung, schwieriger machen. Balance ist daher besonders wichtig für Menschen mit emotionaler Instabilität. Mit dieser Krankheit umzugehen verlangt viel Energie. Wenn Sie aber diese Energie brauchen, um zu versuchen, andere Bereiche Ihres Lebens zu bewältigen, bleibt womöglich nicht genug übrig, um mit der Krankheit fertig zu werden.

Ob Sie Ihre Krankheit im Griff haben, sie gerade beginnt zu eskalieren oder schon »übergekocht« ist und Ihre Emotionen und Ihre Gedanken außer Kontrolle sind – es ist wichtig, eine Regelmäßigkeit beizubehalten in den Bereichen Schlafen, Essen, Bewegung, Entspannung und körperliche Gesundheit.

Das ist der Balanceakt, der von wesentlicher Bedeutung ist, um die Krankheit bewältigen zu können. Er ist Teil eines gesunden Lebensstils, der es uns allen erlaubt, glücklich und produktiv zu sein, sowohl physisch als auch emotional. Menschen mit emotionaler Instabilität versuchen, Ihre Machtlosigkeit gegenüber der Krankheit dadurch zu kompensieren, dass sie bestimmte Bereiche ihres Lebens überkontrollieren. Dieses Überkontrollieren kann Beziehungen betreffen, den Schlaf, das Essverhalten u.a. Dies kann die Balance zum Kippen bringen und so der Krankheit erlauben, die Oberhand zu gewinnen.

Manche Betroffene konzentrieren sich allein auf die Krankheit und verlieren dabei andere Bereiche ihres Lebens aus den Augen. Noch einmal: Was vonnöten ist, ist Balance. Es ist sehr wichtig, die richtigen Verhaltensweisen zu finden, um Struktur und Ordnung im Leben aufrechtzuerhalten und Chaos zu verhindern.

Im Folgenden sind wichtige Lebensbereiche aufgeführt, die den Einsatz von Zeit und Energie erfordern, um das Leben in der Balance zu halten.

- Bereich 1: Sich Ziele setzen
- Bereich 2: Essen
- Bereich 3: Schlafen
- Bereich 4: Bewegung
- Bereich 5: Entspannung und Freizeit
- Bereich 6: Körperliche Gesundheit
- Bereich 7: Selbstschädigendes Verhalten vermeiden
- Bereich 8: Zwischenmenschliche Beziehungen

Jeder Betroffene erlebt andere Schwierigkeiten in den einzelnen Bereichen und es ist auch hier wichtig, Distanz zum eigenen Verhalten zu gewinnen. Besinnen Sie sich auf die grundlegenden Fertigkeiten, die Sie gelernt haben. **Distanz gewinnen:** Was ist/sind Ihr problematischer Bereich? **Kommunizieren:** Worin besteht das Problem? **Hinterfragen:** Was sind Ihre Gedanken zu diesem Bereich, die dazu beitragen, dass Sie Ihre ungesunden Verhaltensweisen aufrechterhalten? Dies wiederum verschärft Ihre Krankheit. **Sich ablenken:** Was können Sie tun, um die emotionale Intensität zu mindern? **Problembewältigung:** Was können Sie tun, um diese Verhaltensmuster zu ändern?

Sich Ziele setzen gibt Ihnen eine Richtung im Leben und hilft, das eigene Verhalten zu steuern, sowohl in der Gegenwart als auch im Hinblick auf die Zukunft. Sie erreichen das, worauf Sie hinzielen. Sie können kein Ziel erreichen, das Sie nicht zuvor klar identifiziert haben. Sich Ziele zu setzen hilft Ihnen also, zu bestimmen, was Sie aus Ihrem Leben machen wollen und wie Sie diese Ziele erreichen.

Wenn Ihr **Essverhalten** gestört ist, hat das viele negative Konsequenzen für die körperliche und auch psychische Gesundheit. Nahrung und Essen sind dann nicht mit angenehmen Gedanken, Gefühlen, Gerüchen, Erinnerungen und zwischenmenschlichen Beziehungen verknüpft, sondern mit geringem Selbstvertrauen, nicht erfüllenden sozialen, persönlichen und sexuellen Beziehungen, Ess-Störungen und körperlichen Krankheiten.

Schlaf kann eine Möglichkeit sein, sich nach einem anstrengenden Tag zu erholen und zu erfrischen. Er kann aber auch eine Zeit der Qual und der Erschöpfung sein. Wenn Sie also unter Schlafstörungen leiden, ist es wichtig, wirksame Gegenmaßnahmen zu ergreifen, denn sonst erhöht sich das Risiko für emotionale Krisen beträchtlich. Dabei müssen Sie beachten, wie viel Schlaf Sie für Ihre Erholung benötigen.

Bewegung ist wesentlich für eine gute körperliche Gesundheit und für die tägliche Bewältigung von Stress und Anspannung. Sportliche Übungen stärken Ihr Herzkreislaufsystem, Ihren Bewegungsapparat und reduzieren gleichzeitig depressive Symptome. Körperliches Training spielt so eine wesentliche Rolle bei der Herstellung von Balance. Jeder muss für sich entschieden, wie viel er trainiert, welche Art des Trainings er bevorzugt und wie er am besten damit anfängt.

Sich in vernünftiger Weise um die eigene **körperliche Gesundheit** zu kümmern erfordert auch die Wahrnehmung notwendiger ärztlicher Maßnahmen, inklusive der Einnahme von Medikamenten. Es bedeutet aber auch, nicht bei jedem kleinen Leiden sofort anzunehmen, es handle sich um eine schwerwiegende Krankheit, die umgehend behandelt werden muss. Es ist wichtig, alle Formen von »Alles oder Nichts«-Denken über Ihre Gesundheit zu vermeiden. Das bedeutet: Weder Ignoranz noch Obsession sind angebracht.

Viele vernachlässigen die Gestaltung ihrer **Freizeit**, da es entweder immer »zu viel zu tun« gibt oder weil Erholung nicht wichtig genug erscheint. Sie brauchen aber Zeit für angenehme Aktivitäten und zur Entspannung, auch wenn Sie sich dazu Zeiten und Termine einplanen müssen. Freizeit dient dem Auffüllen dringend benötigter Kraftreserven, die Sie für die Bewältigung Ihrer Krankheit brauchen.

Viele Menschen mit emotionaler Instabilität haben Schwierigkeiten mit missbräuchlichen und **schädigenden Verhaltensweisen**, was Selbstverletzung einschließt. Es gibt viele Gründe für solch ein Verhalten. Das Resultat sind Scham- und Schuldgefühle sowie der Verlust des Selbstwertgefühls. Ebenso sind Gesundheitsschäden möglich. Wenn Sie lernen, frühzeitig zu erkennen, wann Sie in der Gefahr stehen, zu selbstschädigenden Verhaltensweisen-Zuflucht zu suchen, können Sie mithilfe der erlernten Fertigkeiten diese Verhaltensmuster durchbrechen.

Menschen sind soziale Wesen. Wir wurden erschaffen, um miteinander **Beziehungen** aufzubauen. Viele, die unter emotionaler Instabilität leiden, vermeiden soziale Bindungen ganz oder verstricken sich zu intensiv in Beziehungen. Beide Extreme sind ungesund. Balance in Ihren zwischenmenschlichen Beziehungen wird Ihnen und Ihren Mitmenschen ein Gefühl der Zufriedenheit und Sicherheit verschaffen.

Es ist unmöglich, an allen Bereichen gleichzeitig zu arbeiten. Sie werden sich durch die einzelnen Bereiche zu verschiedenen Zeiten durcharbeiten und die einzelnen Arbeitsschritte auch wiederholen müssen. Verhaltensmuster zu ändern braucht Zeit und ist nicht einfach. Sie brauchen viel Übung, bevor der neue Ansatz für Sie angenehm und selbstverständlich wird. Also versuchen Sie nicht, alles auf einen Schlag zu verändern. Der folgende Test wird Ihnen helfen, die Verhaltensbereiche zu identifizieren, in denen Sie von dem Erlernen neuer Fertigkeiten profitieren können.

Verhaltenstest

Geben Sie für jede der folgenden Aussagen an, wie gut sie Sie beschreibt. Berücksichtigen Sie dabei den letzen Monat. Kreisen Sie die Zahl ein, die Ihnen passend erscheint.

0 = stimmt gar nicht; 1 = stimmt kaum; 2 = manchmal wahr; 3 = oft wahr; 4 = fast immer wahr

1. Ich halte Beziehungen aufrecht, die nicht gut für mich sind.	0	1	2	3	4
2. Ich verlasse andere, bevor sie mich verlassen können.	0	1	2	3	4
3. Ich habe Schwierigkeiten damit, mir Freunde zu bewahren.	0	1	2	3	4
4. Ich muss Kontrolle darüber haben, was andere über mich denken.	0	1	2	3	4
5. Ich habe Angst, dass jemand, der mir wichtig ist, mich verlassen könnte.	0	1	2	3	4
6. Ich esse nicht gesund.	0	1	2	3	4
7. Mein Gewicht ändert sich oft.	0	1	2	3	4
8. Ich esse nicht regelmäßig.	0	1	2	3	4
9 .Ich esse zu viel und habe regelrechte Fressattacken.	0	1	2	3	4
10. Ich übergebe mich nach dem Essen.	0	1	2	3	4
11. Ich schere mich ganz bewusst nicht um meinen Körper.	0	1	2	3	4
12. Ich neige dazu, mir selbst Schmerzen zuzufügen.	0	1	2	3	4
13. Ich bestrafe mich körperlich.	0	1	2	3	4
14. Ich erlaube es anderen, mich körperlich zu verletzen.	0	1	2	3	4
15. Ich nehme absichtlich zu viele Medikamente.	0	1	2	3	4
16. Ich wache oft während der Nacht auf und kann nicht mehr einschlafen.	0	1	2	3	4
17. Ich bleibe nachts auf und schlafe während des Tages.	0	1	2	3	4
18. Ich habe Probleme, einzuschlafen.	0	1	2	3	4
19. Ich schlafe zu viel.	0	1	2	3	4
20. Ich fühle mich nicht erholt, wenn ich aufstehe.	0	1	2	3	4

21. Mein sportliches Trainingsprogramm ist extrem. Entweder tue ich zu viel oder gar nichts.	0	1	2	3	4
22. Mein Arzt sagt mir, ich sollte mich mehr bewegen.	0	1	2	3	4
23. Ich bewege mich nicht regelmäßig.	0	1	2	3	4
24. Ich schädige mich selbst, wenn ich trainiere.	0	1	2	3	4
25. Ich trainiere länger als zwei Stunden pro Tag.	0	1	2	3	4
26. Ich bin bei schlechter körperlicher Gesundheit.	0	1	2	3	4
27. Ich besuche meinen Arzt mindestens einmal im Monat wegen körperlicher Probleme.	0	1	2	3	4
28. Ich sehe meinen Arzt weniger als einmal pro Jahr.	0	1	2	3	4
29. Ich habe dauerhafte Gesundheitsprobleme.	0	1	2	3	4
30. Ich achte nicht auf meine Gesundheit.	0	1	2	3	4
31. Ich versage mir vergnügliche Aktivitäten.	0	1	2	3	4
32. Ich versäume es, wenigsten einmal pro Woche etwas zu tun, was Spaß macht.	0	1	2	3	4
33. Ich langweile mich..	0	1	2	3	4
34. Ich plane keine angenehmen Dinge.	0	1	2	3	4
35. Ich fühle mich schuldig, wenn ich etwas nur für mich tue.	0	1	2	3	4
36. Ich habe Schwierigkeiten damit, jeden Monat meine Unkosten zu decken.	0	1	2	3	4
37. Ich vergeude Geld.	0	1	2	3	4
38. Ich bin außer Kontrolle bei meinen Ausgaben.	0	1	2	3	4
39. Ich bin impulsiv bei meinen Einkäufen.	0	1	2	3	4
40. Ich erhalte Mahnungen von Bestelllieferanten.	0	1	2	3	4

Notieren Sie Ihren Gesamtpunktestand für die folgenden Bereiche:

Bereich	Punkte
Zwischenmenschliche Beziehungen (Fragen 1–5)	
Essverhalten (Fragen 6–10)	
Vermeiden von selbstschädigendem Verhalten (Fragen 11–15)	
Schlafverhalten (Fragen 16–20)	
Sport (Fragen 21–25)	
Körperliche Gesundheit (Fragen 26–30)	
Freizeit (Fragen 31–35)	
Finanzen (Fragen 36–40)	

Schreiben Sie hier, vom höchsten bis zum niedrigsten Punktestand, Ihre Punktzahlen und die entsprechenden Lebensbereiche auf:

Punktestand	Bereich

Was fanden Sie in dieser Sitzung besonders hilfreich?

14. Woche: Sich Ziele setzen

Ablauf der Sitzung:
Ausfüllen des Best-Bogens und Notieren der Werte in der Best-Kurve
Entspannungsübung
Gefühlskalender – sich selbst einschätzen lernen
- Wie häufig sind die einzelnen Spannungsgrade in der Woche aufgetreten?

Fertigkeiten-Dokumentation
- Welche Fertigkeiten haben Sie angewendet?

Besprechen des Verhaltenstests
Bereich 1: Sich Ziele setzen

Hausaufgaben:

[ ] Ausfüllen der Fertigkeiten-Dokumentation
[ ] Nutzen Sie den Gefühlskalender jeden Tag. Auf welchen Ebenen befinden Sie sich während der Woche? Beschreiben Sie:
- die Situation,
- Ihre Gefühle,
- Ihre körperlichen Empfindungen,
- Ihre Gedanken,
- welche Schemas Ihren Gedanken zugeordnet werden können,
- Ihre Handlungsimpulse,
- Ihr Verhalten.

[ ] Setzen Sie sich Ziele und orientieren Sie sich dabei an den Ergebnissen des Verhaltenstests.
[ ] Täglicher Eintrag ins Ess- und Schlafprotokoll (Siehe unter 15. Woche).

Sie wissen, dass Sie Ihre Fertigkeit »sich Ziele setzen« anwenden, wenn …

1. Sie sich in Richtung Gesundheit und Glück orientieren.

2. Sie unrealistische Erwartungen aufgeben können.

3. Sie sich dazu verpflichten, Ihre Verhaltensweisen zu ändern.

Bitte vergessen Sie nicht, sich vor jeder Sitzung bei der Gruppenleitung anzumelden. Vergessen Sie auch nicht das Arbeitsbuch und die Hausaufgaben!

Bereich 1: Sich Ziele setzen

Im ersten Teil dieses Übungsbuches war es das wichtigste Ziel, Ihnen zu helfen, Ihre Krankheit zu verstehen und Ihnen die Fertigkeiten beizubringen, die Sie zum Überstehen intensiver emotionaler Krisen benötigen. Diese Ziele waren Ihnen vorgegeben und die Schritte dahin klar in Ihrem Arbeitsbuch definiert. Die Fertigkeiten sind besprochen worden und Sie haben Hausaufgaben erledigt. Bis zu diesem Punkt haben Sie sich darauf konzentriert, die Häufigkeit und die Intensität Ihrer Krisen zu mindern. Sie werden diese Fertigkeiten während Ihres gesamten Lebens benötigen und sie weiterhin regelmäßig üben müssen.

Der nächste Teil wird Ihnen dabei helfen, neue Wege bei der Gestaltung Ihres Lebensstils zu beschreiten – und zwar in Bereichen wie Essen, Schlafen, Beziehungsgestaltung u.a. Bei vielen Menschen mit emotionaler Instabilität haben die emotionalen Krisen negative Auswirkungen auf diese Bereiche. Manche berichten etwa, wenn Ihre Emotionen außer Kontrolle geraten, gerät auch ihre Nahrungsaufnahme außer Kontrolle; andere wiederum essen dann überhaupt nichts mehr. Schlaf ist ein anderer Lebensbereich, der durch eine Krise in Mitleidenschaft gezogen werden kann. Während einige zu viel schlafen, um ihren Emotionen aus dem Weg zu gehen, finden andere kaum oder überhaupt keinen Schlaf mehr. Wenn aber grundlegende Bedürfnisse wie Essen und Schlafen vernachlässigt werden, verschärft sich die emotionale Krise.

Nehmen Sie sich einen Moment Zeit, um auf Ihr Leben zurückzublicken. Vergleichen Sie, wo Sie vor einer Woche waren, vor einem Monat, einem Jahr, vor 5 Jahren, 10 Jahren und 20 Jahren. Zeit vergeht in der Rückschau scheinbar rasend schnell. Sie bemerken vielleicht, dass Sie nicht dort sind, wo Sie gerne sein möchten. Sie fühlen sich vielleicht entmutigt, weil Ihre Erkrankung es Ihnen schwer gemacht hat, sich Ziele zu setzen oder sie zu erreichen.

Die Ziele, an denen Sie während dieses Kurses gearbeitet haben, waren:

1. die eigene Krankheit zu verstehen.
2. zu lernen, die emotionalen Krisen zu bewältigen.
3. Ihre eigenen Schemas zu verstehen und zu hinterfragen.

Sie werden jetzt Ziele kennenlernen, die mehr spezifischen Verhaltensweisen gelten. Während der letzten Sitzung haben Sie dazu an einem Test teilgenommen. Sie haben erarbeitet, in welchen Bereichen Probleme vorhanden sind. In den nächsten Wochen werden Sie Vorgehensweisen lernen, wie Sie mit diesen Problemen umgehen können. Sich Ziele zu setzen ist ein Weg, um sich selbst zu organisieren und seinem Leben eine positivere Richtung zu geben. Ziele zu identifizieren hilft Ihnen auch dabei, wichtige Aufgaben zu bewältigen.

Es gibt insgesamt sechs Schritte beim Setzen von Zielen:

1. Bestimmen des Lebensbereiches, der einer Veränderung bedarf.
2. Ein Hauptziel benennen.
3. Das Hauptziel überprüfen (mit Hilfe des Arbeitsblattes »Ziele überprüfen«).
4. Das Hauptziel in Unterziele gliedern: der Aktivitätenplan.
5. Die Unterziele überprüfen (mit Hilfe des Arbeitsblattes »Ziele überprüfen«).
6. Die Umsetzung der Ziele dokumentieren und einschätzen.

Schritt 1: Bestimmen des Lebensbereiches, der einer Veränderung bedarf.
Der erste Schritt besteht darin, zu bestimmen, um welche Bereiche man sich vordringlich kümmern sollte. Sehen Sie sich den Test der letzten Sitzung noch mal an. In welchem Bereich haben Sie die höchste Punktzahl erzielt?

Listen Sie nun die Bereiche auf, an denen Sie am liebsten in den nächsten Wochen arbeiten wollen. Ordnen Sie diese nach der Wichtigkeit. Beschreiben Sie für jeden oben aufgeführten Bereich, wie Ihr Verhalten aussehen wird, wenn Sie Ihr Ziel erreicht haben.

Schritt 2: Ein Hauptziel benennen
Ziele, die als klare Leitregeln formuliert sind, helfen Ihnen dabei, das zu erreichen, was Sie sich für Ihr Leben wünschen. Der vor kurzem durchgeführte Verhaltenstest kann Ihnen dabei helfen, neu zu gestaltende Lebensbereiche auszumachen.
Es ist wichtig, Ziele so zu definieren, dass sie ein Verhalten beschreiben. Zum Beispiel haben Sie vielleicht das Ziel, »gesünder zu essen«. Dies ist zwar ein bemerkenswertes Ziel, aber zu vage, und es beschreibt nicht, was genau Sie tun werden. Beachten Sie also, dass Sie mit den Zielen Verhaltensweisen beschreiben, nach denen Sie handeln werden (etwa als kleine Mahlzeit zwischendurch Obst zu essen oder nur noch 4 Tassen Kaffee pro Tag zu trinken), und nicht Verhaltensweisen, die Sie vermeiden wollen (z.B. keine Süßigkeiten essen oder nicht mehr so viel Kaffee trinken). Sie werden also notieren, was Sie tun werden, um gesünder zu essen. So empfehlen Ernährungswissenschaftler beispielsweise, fünfmal am Tag Obst oder Gemüse zu essen. In diesem Sinne könnte Ihr Ziel lauten: »Ich ändere meinen Speiseplan, indem ich mindestens fünf Mal am Tag Obst oder Gemüse zu mir nehme.«

Schritt 3: Das Ziel überprüfen

Die Überprüfung des Ziels erfolgt in 8 Schritten. Benutzen Sie dazu das Arbeitsblatt »Ziele überprüfen«. (Das Arbeitsblatt finden Sie bei den Kopiervorlagen.)

Stellen Sie sich zu jedem selbstgesetzten Ziel die folgenden Fragen:

1. Das Ziel hinterfragen:

- Wobei wird mir das Erreichen des Zieles helfen?
- Ist das Ziel positiv?
- Passt das Ziel zu meinen Lebenswünschen?

2. Ist das Ziel realistisch und erreichbar?

3. Ist das Ziel es wert, Zeit und Energie zu investieren?

4. Sich das Erreichen des Zieles vorstellen.

Sobald Sie die ersten Fragen positiv beantwortet haben, sollten Sie die Umsetzung des Ziels vor Ihrem inneren Auge betrachten. Wenn Sie jemals einem Musiker oder Sportler, z.B. einer Klavierspielerin oder einem Turmspringer, zugesehen haben, ist Ihnen vielleicht aufgefallen, dass er oder sie sich nicht umgehend auf das Klavier oder ins Wasser stürzt. Meist sitzen oder stehen die Akteure vor Beginn der Aktion eine oder zwei Minuten lang mit geschlossenen Augen da. Sie haben gelernt, sich den erfolgreichen Abschluss der Aktion vorzustellen, bevor sie diese starten. Man nennt das »Visualisieren«. Auch Sie können diese Technik anwenden.

In der Sitzung zum Distanzieren haben Sie achtsames Atmen gelernt. Verknüpft mit der Visualisierung Ihres Erfolges ist dies eine sehr hilfreiche Technik. Das Ziel wird greifbarer und realer. Schließen Sie Ihre Augen. Atmen Sie langsam durch die Nase ein und durch den Mund wieder aus, wobei Sie das Ausatmen so lange wie möglich ausdehnen. Nachdem Sie mehrere tiefe Atemzüge genommen haben, stellen Sie sich selbst beim Erreichen Ihres Zieles vor. Gestalten Sie das Bild so detailliert wie möglich. Sie sollten sich in der Lage sein, folgende Fragen zu beantworten:

- Was werde ich tun, wenn ich mein Ziel erreicht habe?
- Wo werde ich sein?
- Wer wird sonst noch wissen, dass ich mein Ziel erreicht habe?
- Was werden andere an mir beobachten?

5. Was muss ich tun, um das Ziel zu erreichen?

Für den Weg zum Ziel ist es jetzt erforderlich, die Aktivitäten zu planen, die zur Umsetzung des Zieles notwendig sind. Machen Sie sich anhand der einzelnen Aktivitäten einen möglichst konkreten Aktivitätenplan. Mit Hilfe des Plans kann auch überlegt werden, wie hoch der Zeitaufwand für die Umsetzung des Zieles ist.

Um einen Aktivitätenplan aufzustellen, können Sie einige bereits gelernte Fertigkeiten nutzen, z. B. die Methode der Ideensammlung, die Sie in der Sitzung zur Problembewältigung gelernt haben.

6. Gibt es Hindernisse auf dem Weg zum Ziel?

Überlegen Sie jetzt, ob es möglicherweise Hindernisse (Barrieren) auf dem Weg zum Ziel gibt. Wie werden diese Hindernisse den Weg zum Erreichen des Ziels verändern? Wie schätzen Sie Ihre Chancen ein, die Hindernisse zu überwinden?

7. Welche Fertigkeiten und Fähigkeiten kann ich einsetzen, um die Hindernisse zu überwinden?

Sie haben im STEPPS-Training bereits eine Reihe von Fertigkeiten erworben, die Ihnen jetzt helfen können, die Hindernisse auf dem Weg zum Ziel zu überwinden. Vor allem die Fertigkeit »Probleme lösen« wird hier hilfreich sein. Befragen Sie zusätzlich die Mitglieder des Helferteams, welche Fertigkeiten und Stärken Sie einsetzen können. Packen Sie all die benötigten Fertigkeiten in Ihren Ressourcen-Rucksack. (Erinnern Sie sich an die Geschichte »Wie eine Bergwanderung mit Rucksack« vom Anfang des Trainings.)

Versuchen Sie sich möglichst konkret vorzustellen, wie Sie mit einem Hindernis umgehen wollen. Wägen Sie die Vor- und Nachteile der Vorgehensweisen ab, die Ihnen dazu einfallen.

8. Aufschübe vermeiden

Oft muss man auf dem Weg zum Ziel nicht nur äußere sondern auch innere Hindernisse überwinden, den sogenannten inneren Schweinhund. Es ist nicht leicht, lange eingeschliffenes Verhalten zu verändern. Dabei gibt es mehrere »Tricks«, die Ihnen helfen, die Schritte, die Sie sich vorgenommen haben ohne Aufschub durchzuführen:

- Schließen Sie einen Vertrag mit sich selbst. Geben Sie einen Zeitpunkt an, zu dem Sie die einzelnen Schritte voraussichtlich vollzogen haben.
- Vereinbaren Sie mit einem Freund (Mitglied des Helferteams), das Ziel in einer bestimmten Zeit zu erreichen.
- Führen Sie täglich Buch darüber, wie Sie den Tag verbracht haben.
- Fangen Sie klein an.
- Belohnen Sie sich für jeden Schritt.
- Hinterfragen Sie negative Gedanken.
- Übernehmen Sie die Verantwortung für jede Verzögerung.
- Verbinden Sie schwierige Schritte mit angenehmen Aktivitäten.
- Packen Sie, wenn möglich, immer nur ein Ziel an.
- Halten Sie sich eine Kopie der Aufzeichnung Ihres Zieles und der Schritte in Sichtweite.
- Sagen Sie nein zu Handlungen, die Sie von Ihrem Ziel ablenken.
- Planen Sie sich Zeit zum Entspannen und Spaßhaben ein.
- Schenken Sie einer Aktivität Ihre komplette Aufmerksamkeit. (Bleiben Sie in der Gegenwart.)
- Richten Sie Ihre Umgebung so ein, wie es Ihnen bei der Bewältigung der Schritte hilft.
- Wiederholen und üben Sie oft.
- Verbinden Sie das neue mit gewohntem Verhalten (z. B. nach dem Zähneputzen).
- Nutzen Sie Ihr Mobiltelefon zur Erinnerung.
- Holen Sie sich Hilfe.

Beispiel für eine Überprüfung:

Ziel: Ich ändere meinen Speiseplan, indem ich mindestens fünf Mal am Tag Obst oder Gemüse zu mir nehme.

1. Wobei wird mir das Erreichen des Ziels helfen? Mein Körper bekommt wichtige Vitamine und das ist gut für meine Gesundheit.
2. Ist das Ziel realistisch und erreichbar? Ja.
3. Ist das Ziel es wert, Zeit und Energie zu investieren? Ja, mein Körper ist die Beachtung wert.
4. Sich das Erreichen des Zieles vorstellen:

- Was werde ich tun, wenn ich mein Ziel erreicht habe? Ich werde einen Vorrat von Obst und Gemüse in meinem Kühlschrank haben. Zu allen drei Hauptmahlzeiten, sowie zusätzlich einmal vormittags und einmal nachmittags werde ich einen Apfel, eine Banane, Kiwi oder Orange essen.
- Wo werde ich sein? Noch immer in meiner Wohnung, aber mit weniger Angst vor dem Kühlschrank.
- Wer wird sonst noch wissen, dass ich mein Ziel erreicht habe? Meine Angehörigen und meine Therapeutin.
- Was werden andere an mir beobachten? Dass ich mehr Selbstbewusstsein habe.

5. Was muss ich tun, um das Ziel zu erreichen? Meine Einkäufe genau planen. Mir Zeit fürs Essen nehmen.
6. Gibt es Hindernisse auf dem Weg zum Ziel? Ja, wenn ich mich am Wochenende alleine fühle, kann ich mich kaum zum Essen überwinden.
7. Welche Fertigkeiten und Fähigkeiten kann ich einsetzen, um die Hindernisse zu überwinden? Ich setze die Fertigkeit »ablenkende Aktivitäten« bei der Gestaltung des Wochenendes ein.
8. Aufschübe vermeiden: Vor dem Einkaufen einen Einkaufszettel schreiben.

Schritt 4: Das Hauptziel in Unterziele gliedern: der Aktivitätenplan

Im Schritt 5 beim Überprüfen der Ziele (Arbeitsblatt »Ziele überprüfen«) haben Sie Schritte und Aktivitäten zusammengetragen, mit denen Sie Ihre Ziele erreichen können. Diese Aktivitäten haben Sie in einem Aktivitätenplan zusammen gefasst. Aus dem Aktivitätenplan lassen sich nun Unterziele herleiten, mit denen das Hauptziel in kleinere und damit kurzfristig umsetzbare Ziele gegliedert werden kann. Gelegentlich ist es hilfreich, sich anhand des Aktivitätenplans vom übergeordneten Ziel zum ersten Schritt zurückzuarbeiten. Nutzen Sie z. B. die Methode der Ideensammlung, die Sie in der Sitzung zur Problembewältigung gelernt haben. Dies ist der angenehmste und der effizienteste Weg zu einer Problemlösung.

Teilen Sie die Aktivitäten jetzt diesen Unterzielen zu und tragen Sie die Aktivitäten auf dem Arbeitsblatt »Ziele setzen« ein, damit Sie die Durchführung der Aktivitäten überprüfen und dokumentieren können.

(Das Arbeitsblatt »Ziele setzen« finden Sie bei den Kopiervorlagen)

Schritt 5: Die Unterziele überprüfen

Die einzelnen Teilziele können Sie auf die gleiche Art überprüfen, wie Sie es auch schon bei dem Hauptziel gemacht haben. Benutzen Sie dazu erneut das Arbeitsblatt »Ziele überprüfen«.

Stellen Sie dazu für jede Aktivität bzw. für jedes Teilziel sicher, dass es realistisch und überprüfbar ist. Sie werden sich auf Ihrem Weg immer wieder entscheiden müssen, welche Aktivitäten Sie sowohl den kurzfristigen Teilzielen als auch dem Hauptziel näher bringen. Achten Sie auf mögliche Hindernisse, die Ihnen im Weg stehen können. Potenzielle Schwierigkeiten vorzeitig zu identifizieren macht es leichter, vorausschauend zu handeln. Sie werden nicht so schnell auf dem falschen Fuß erwischt und vermeiden möglicherweise damit eine emotionale Krise. Zum Schluss machen Sie dann noch aus, wie viel Zeit Sie benötigen, um das Ziel zu erreichen.

Beispiel:

Kurzfristiges Ziel: Während einer Woche jeden Tag ein Stück Obst essen.

Wobei wird mir das Erreichen des Ziels helfen? Beim Erreichen meines Hauptzieles: Fünfmal täglich Obst und Gemüse essen.

Ist das Ziel realistisch und erreichbar? Ja.

Was muss ich tun, um das Ziel zu erreichen? Ins Geschäft oder zum Markt gehen und sieben Früchte kaufen. Jeden Tag ein Stück Obst zum zweiten Frühstück essen.

Gibt es Hindernisse auf dem Weg? Den Einkauf einplanen und zum Wochenbeginn durchführen.

Aufschübe vermeiden: Ich verwende mein Handy zur Erinnerung an den Einkauf und die Zwischenmahlzeit.

Ihr nächstes Teilziel könnte es sein, pro Tag zusätzlich auch ein Stück Gemüse zu essen. Sie können den beschriebenen Prozess dafür wiederholen. Wenn Sie regelmäßig fünf Stücke Obst und Gemüse pro Tag essen, können Sie sich ein nächstes Ziel setzen, beispielsweise Ihren Koffeinkonsum zu verringern. Wiederholen Sie den Prozess. Wenn Sie z. B. regelmäßig fünf Tassen oder Gläser mit koffeinhaltigen Getränken zu sich nehmen, könnte Ihr erstes Unterziel sein, nur noch vier Tassen bzw. Gläser pro Tag zu trinken, dann nur noch drei, zwei und so weiter.

Schritt 6: Die Umsetzung der Ziele dokumentieren und einschätzen.

Überprüfen Sie Ihren Fortschritt und passen Sie Ihre Ziele oder Ihre Herangehensweise gegebenenfalls an, sollten Sie auf Barrieren gestoßen sein. Wiederholen Sie dann den Prozess ab Schritt 1.

Sie wissen, dass Sie Ihre Fertigkeit »sich Ziele setzen« anwenden, wenn …

1. Sie sich in Richtung Gesundheit und Glück orientieren.
2. Sie unrealistische Erwartungen aufgeben können.
3. Sie sich dazu verpflichten, Ihre Verhaltensweisen zu ändern.

Was fanden Sie in dieser Sitzung besonders hilfreich?

15. Woche: Essen und Schlafen

Ablauf der Sitzung:

Ausfüllen des Best-Bogens und Notieren der Werte in der Best-Kurve

Entspannungsübung

Gefühlskalender – sich selbst einschätzen lernen

- Wie häufig sind die einzelnen Spannungsgrade in der Woche aufgetreten?

Fertigkeiten-Dokumentation

- Welche Fertigkeiten haben Sie angewendet?

Bereich 2: Essverhalten

- Gesundes und ungesundes Essverhalten
- Besprechen des Essprotokolls

Bereich 3: Schlafverhalten

- Regeln für gesunden Schlaf
- Besprechen des Schlafprotokolls

Hausaufgaben:

[ ] Ausfüllen der Fertigkeiten-Dokumentation

[ ] Nutzen Sie den Gefühlskalender jeden Tag. Auf welchen Ebenen befinden Sie sich während der Woche? Beschreiben Sie:
- die Situation,
- Ihre Gefühle,
- Ihre körperlichen Empfindungen,
- Ihre Gedanken,
- welche Schemas Ihren Gedanken zugeordnet werden können,
- Ihre Handlungsimpulse,
- Ihr Verhalten.

[ ] Setzen Sie sich für die kommende Woche ein Ziel im Zusammenhang mit der Ernährung.

[ ] Setzen Sie sich für die kommende Woche ein Ziel im Zusammenhang mit Ihrem Schlafverhalten.

[ ] Führen Sie ein Bewegungsprotokoll. (Diese und folgende Aufgaben: Siehe unter 16. Woche)

[ ] Schreiben Sie an Ihrem Entspannungstagebuch.

[ ] Lesen Sie »Wie Haustiere meine psychische Gesundheit verbessert haben«.

[ ] Führen Sie ein Freizeitprotokoll

[ ] Füllen Sie das Arbeitsblatt zur körperlichen Gesundheit aus.

Sie wissen, dass Sie Ihre Fertigkeiten in den Bereichen »Essen« und »Schlafen« nutzen, wenn ...

1. Sie das Gefühl haben, Ihr Schlaf- und Essverhalten steuern zu können.

2. Sie in der Lage sind, sich selbst abzulenken oder sich zu beruhigen.

3. Sie regelmäßige und ausgewogene Mahlzeiten zu sich nehmen.

4. Sie einem regelmäßigen Zeitplan fürs Schlafen und Essen folgen.

Bitte vergessen Sie nicht, sich vor jeder Sitzung bei der Gruppenleitung anzumelden.
Vergessen Sie auch nicht das Arbeitsbuch und die Hausaufgaben!

Wenn Sie sich ein Ziel in den Bereichen »Essen« und »Schlafen« vornehmen, benutzen Sie dafür das Arbeitsblatt »Sich Ziele setzen« bei den Kopiervorlagen.

Imagination: Beobachtung der Uhr

Schließen Sie die Augen und nehmen Sie einige tiefe Atemzüge (wie üblich durch die Nase einatmen und sehr langsam durch den Mund wieder ausatmen). Stellen Sie sich jetzt eine Uhr vor, bei der ein Zeiger gegen den Uhrzeigersinn läuft. Entspannen Sie sich mehr und mehr, während der Zeiger die einzelnen Ziffern passiert. So sind Sie etwa nach der 11 ausgeglichener, als Sie bei der 12 waren, und noch entspannter, wenn die 10 erreicht wird usw. Hat der Zeiger wieder die 12 erreicht, sind Sie im inneren Einklang mit sich selbst.

Der Zeiger sollte sich dabei sehr, sehr langsam bewegen. Wenn er schließlich das Ziffernblatt einmal umrundet hat, strecken Sie sich, öffnen die Augen und lächeln.

(Bearbeitet nach: Mason, L.J.: Guide to Stress Reduction. Berkeley, CA, 1985)

Bereich 2: Essen

»Essen wird gewöhnlich mit positiven Gedanken und Gefühlen assoziiert. Verschiedenartiger Geruch, Aussehen und Geschmack machen Essen zu mehr als einem Mittel zum Überleben. Essen ist zum Mittelpunkt sozialer Zusammenkünfte geworden, für viele ein leidenschaftliches Hobby, eine genussvolle Erfahrung, die unsere Lebensqualität verbessern kann.«

(McFarland, B.: Killing ourselves with Kindness: The Consequences of Eating Disorders. Hazelden Information Education, 1985)

Wir alle müssen essen, denn Nahrung ist Energie. Wenn das eigene Essverhalten allerdings aus der Balance gerät, kann das viele üble Folgen haben, etwa körperliche oder psychische Probleme.

Körperliche Folgen bei schlechten Essgewohnheiten können sein:

- Fettleibigkeit
- Blutarmut
- Vitamin- und Mineralienmangel
- Bulimie (Ess-Brech-Sucht)
- Heißhungerattacken
- Magersucht

Psychologische Probleme durch ungesunde Ernährung können sein:

- mangelndes Selbstwertgefühl
- mangelnde Sozialkontakte
- Angst vor Sexualität
- verzerrte Körperwahrnehmung
- soziale Isolation
- Selbstverachtung

Sich ungesund zu ernähren kann daher auch den Umgang mit Ihrer Krankheit schwieriger machen. Mahlzeiten zu überspringen, um etwas Ungesundes zu vermeiden oder andere Aktivitäten dem Essen vorzuziehen (z.B. Spiele, sich mit Freunden unterhalten, arbeiten), kann den Hunger vergrößern und Essattacken oder Schwächeanfälle sowie Abnahme der Konzentrationsfähigkeit zur Folge haben. Vielleicht müssen Sie einen Diätplan einhalten, um abzunehmen oder aus anderen Gründen. Sie allein können dies entscheiden. Was Sie allerdings auf jeden Fall benötigen, ist Balance.

Normales Essverhalten

Was es ist ...	Was es nicht ist ...
essen, wenn man hungrig ist Mahlzeiten	trotz Hunger zu überspringen
das zu essen, was man mag	kein Dessert/Brot essen
gesunde Auswahl treffen	nur Salat/Pommes frites essen
manchmal mehr essen	alles in Reichweite essen
manchmal weniger essen	immer hungern
dem Appetit des Körpers vertrauen	immer etwas in sich hineinstopfen
flexibel/variabel	jeden Tag dasselbe essen
angenehm	etwas, was uns Sorgen bereitet
hilft Ihnen, zu wachsen	macht Sie fett
Energieaufnahme	zunehmen
Energiezufuhr und -umsatz	»normales« Gewicht nach Tabellenangabe

Ess-Störung

Was es ist ...	Was es nicht ist ...
lebensbedrohlich	eine Diät
schwer zu stoppen	was nur vom Essen handelt
ungesund	nur für Frauen/Mädchen
schädlich für die Organe	Spaß/Partyspiel
beängstigend	etwas, was man sich aussucht
schadet Beziehungen	ein Weg, sich beliebt zu machen
zeitaufwendig	etwas, das man sich einfängt
langsamer Selbstmord	eine Art, Probleme zu lösen
ungünstige Art der Problembewältigung	positiver Bewältigungsstil
Weg, Muskeln abzubauen	Weg, ein Athlet zu werden
gefährlich	sicher

Der beste Weg, um Balance zu erreichen, besteht darin, vorausschauend zu handeln. Überlegen Sie sich, was und wann Sie essen wollen. Stets zur selben Zeit Mahlzeiten zu sich zu nehmen, verleiht Ihrem Alltag Struktur. Das räumt Ihnen mehr Zeit ein, um sich um die anderen Aspekte Ihrer Krankheit zu kümmern. Nehmen Sie sich etwas zu Essen mit, wenn Sie Ihr Zuhause verlassen. Schreiben Sie sich vor dem Einkaufen eine Einkaufsliste.

Wenn Sie sich dazu entschließen, Ihren Diätplan oder Ihr Gewicht zu ändern oder Nahrungsergänzungsmittel zu sich zu nehmen (Vitamine, Kalzium u.a.), konsultieren Sie zuvor Ihren Arzt oder Ernährungsberater, um Ihr Vorhaben in einem vertretbaren Rahmen zu halten. Diskutieren Sie Ihre Pläne mit anderen. Finden Sie einen Freund (oder Mitglied Ihres Helferteams), der Ihren Essensplan mit Ihnen bespricht und Ihnen eine ehrliche Rückmeldung gibt.

Wann wird das Essverhalten ungesund?
Welche Situationen, Orte, Körpergefühle, emotionale Zustände usw. können schlechte Essgewohnheiten bei Ihnen auslösen?

Beispiele: sich gereizt fühlen, Ärger, verängstigt sein, sich verletzlich fühlen, Langeweile, Einsamkeit, eingebildete oder tatsächliche Ablehnung, sich schuldig fühlen, Scham, Übelkeit, Muskelanspannung, Müdigkeit, alleine sein, bestimmte Nahrungsmittel verfügbar haben (etwa Süßigkeiten), nach dem Wiegen, extremer Hunger, körperliche Krankheit oder Unbehagen.

Schreiben Sie in der folgenden Tabelle alternative Verhaltensweisen für jede oben aufgeführte Situation auf, die Ihnen helfen können, wenn Sie Gefahr laufen, sich ungesund zu ernähren.

Situation	Spannungsgrad	Alternative Verhaltensweisen
Sich gereizt fühlen		
Ärger		
Verängstigt sein		
Sich verletzlich fühlen		
Langeweile		
Einsamkeit		
Tatsächliche oder vermutete Ablehnung		
Sich schuldig fühlen		
Extremes Hungergefühl		
Körperliche Krankheit oder Unbehagen		
Schamgefühl		
Übelkeit		
Müdigkeit		
Muskel-anspannung		
Allein sein		
Bestimmte Nahrungsmittel verfügbar haben (Süßigkeiten)		
Nach dem Wiegen		
Anderes		

Essprotokoll

Verwenden Sie das Protokoll während dieser Woche und schreiben Sie alles auf, was Sie essen, wann Sie essen und welchen Spannungsgrad Sie vor, während und nach dem Verzehr haben.

Tag	Uhrzeit	Aufgenommene Nahrung	Ort/anwesende Personen	Grad der Spannung	Essattacke	Abführmittel

Die Waage
Cynthia J. Claude-Rawson

Ich trat auf die Waage,
und was sah ich?
Ein Schwein, eine Kuh und einen Elefanten,
die zu mir zurückstarrten.
Ich hasse das Fett,
ich hasse die Namen,
ich hasse die Bilder,
die die Realität widerspiegeln.
Ich hasse den Körper,
der die Seele gefangen hält,
er hindert mich daran,
emotional unversehrt zu sein.

Ein neues Lied
Cynthia J. Claude-Rawson

Ich tanze einen Traum der Freude,
liebe alles an mir,
das Gute und das Unvollständige,
genieße meine Weiblichkeit,
teile meine Kreativität und Seele,
die Welt umarmt
die einzigartige Frau, ich.

Bereich 3: Schlafen

Schlafstörungen treten bei emotionaler Instabilität häufig auf, besonders wenn Sie sich emotional überwältigt fühlen. Anspannung, unablässiges Durchspielen der Ereignisse des Tages und starke Emotionen können Ihren Schlaf entscheidend beeinträchtigen. Schlafmangel bringt Sie um die notwendige Erholung, was den Umgang mit den Emotionen erschwert.

Den eigenen Schlafrhythmus sicherzustellen und in regelmäßigen Zeitintervallen zu schlafen ist daher wichtig zur Vorbeugung emotionaler Krisen. Dies ist eine kräftezehrende Krankheit. Sie brauchen Ihre Nachtruhe.

Der häufigste Grund für eine Schlafstörung (Insomnie) sind Veränderungen im Tagesablauf. Beispiele sind: Verreisen, Änderung der Arbeitszeiten, Änderungen in anderen Lebensbereichen wie Essen, Freizeit, körperliches Training. Auch zwischenmenschliche Konflikte können Schlafprobleme verursachen. Menschen mit emotionaler Instabilität fehlt oft eine verlässliche Tagesstruktur, was Schlafstörungen befördert.

Um Schlafstörungen zu begegnen, sollte der Schlafhygiene viel Aufmerksamkeit geschenkt werden. Unter Schlafhygiene werden Verhaltensweisen verstanden, die eine gesunde Portion Schlaf ermöglichen.

Regeln für gesunden Schlaf:

1. Gehen Sie jeden Tag zur gleichen Zeiten zu Bett.

2. Stehen Sie jeden Tag zur gleichen Zeiten auf.

3. Machen Sie ein regelmäßiges körperliches Training, am besten morgens.

4. Sorgen Sie für eine angenehme Temperatur in Ihrem Schlafzimmer.

5. Sorgen Sie für die Beseitigung von Lärmquellen während der Schlafenszeit.

6. Das Schlafzimmer sollte genug verdunkelt sein, um das Einschlafen zu erleichtern.

7. Benutzen Sie Ihr Bett nur für Schlaf und für Sex.

8. Nehmen Sie Medikamente, falls angeordnet. Schlaftabletten werden oft eine Stunde vor dem Schlafengehen eingenommen, sodass sich eine gewisse Schläfrigkeit beim Hinlegen bemerkbar macht, oder zehn Stunden vor dem Aufstehen, um Auswirkungen der Medikamente auf den Tag zu vermeiden.

9. Machen Sie eine Entspannungsübung, kurz bevor Sie zu Bett gehen. Etwa progressive Muskelentspannung, eine Fantasieübung, Massage, ein Entspannungsbad.

Fehler beim Schlafverhalten:

1. Kurz vor dem Schlafengehen noch Sport treiben.

2. Sich in stimulierende Aktivitäten verwickeln, etwa ein Wettkampfspiel, ein spannender Film oder ein emotional aufwühlendes Gespräch mit dem Partner.

3. Am Abend Koffein zu sich nehmen (Kaffee, Tee, Schokolade, Cola u.a.).

4. Im Bett lesen oder fernsehen.

5. Alkohol trinken, um besser einschlafen zu können.

6. Hungrig oder übersättigt ins Bett gehen.

7. Die Schlaftablette eines anderen schlucken.

8. Ein Übermaß an Schlaftabletten zu sich nehmen, ohne den Arzt in Kenntnis zu setzen. Ihr Körper kann rasch eine Toleranz in Bezug auf diese Medikamente entwickeln und es kann gleichzeitig zu Wechselwirkungen mit anderen verordneten Medikamenten kommen.

9. Mittagsschlaf halten.

10. Sich ins Bett zwingen. Das regt Ihren Körper und Ihren Geist lediglich auf.

Wenn Sie länger als eine halbe Stunde wach im Bett liegen, stehen Sie auf, gehen in einen anderen Raum (oder anderen Teil Ihres Schlafzimmers), gehen einer ruhigen Aktivität nach (etwas lesen, was nicht aufregt, oder ruhige Musik hören). Kehren Sie in Ihr Bett zurück, sobald Sie sich schläfrig fühlen. Wiederholen Sie dies, so oft es nötig ist.

Vergleichen Sie in den nächsten zwei Wochen Ihren Schlafrhythmus mit Ihrem Gefühlskalender und suchen Sie nach einem Zusammenhang zwischen Ihren Schlafstörungen und emotionalen Krisen. Notieren Sie die Zeit, zu der Sie zu Bett gehen, wann Sie wieder aufstehen und wie Sie geschlafen haben.

Schlafprotokoll

1. Setzen Sie einen nach unten zeigenden Pfeil (↓) bei der Uhrzeit, zu der Sie zu Bett gehen.
2. Setzen Sie einen nach oben zeigenden Pfleil (↑) bei der Uhrzeit, zu der Sie aufstehen.
3. Ziehen Sie eine Linie (---) durch die Zeiten, zu denen Sie schlafen.

1 = schlecht, 2 = mittelmäßig, 3 = gut

Datum	Schlafmedikamente Ja/nein	Nachmittags	Vormittags	Schlafqualität	Ausgeschlafensein	Stimmung	Nickerchen	
							Uhrzeit	Länge
		13 14 15 16 17 18 19 20 21 22 23 24	1 2 3 4 5 6 7 8 9 10 11 12	1 2 3	1 2 3	1 2 3		
		13 14 15 16 17 18 19 20 21 22 23 24	1 2 3 4 5 6 7 8 9 10 11 12	1 2 3	1 2 3	1 2 3		
		13 14 15 16 17 18 19 20 21 22 23 24	1 2 3 4 5 6 7 8 9 10 11 12	1 2 3	1 2 3	1 2 3		
		13 14 15 16 17 18 19 20 21 22 23 24	1 2 3 4 5 6 7 8 9 10 11 12	1 2 3	1 2 3	1 2 3		
		13 14 15 16 17 18 19 20 21 22 23 24	1 2 3 4 5 6 7 8 9 10 11 12	1 2 3	1 2 3	1 2 3		
		13 14 15 16 17 18 19 20 21 22 23 24	1 2 3 4 5 6 7 8 9 10 11 12	1 2 3	1 2 3	1 2 3		
		13 14 15 16 17 18 19 20 21 22 23 24	1 2 3 4 5 6 7 8 9 10 11 12	1 2 3	1 2 3	1 2 3		
		13 14 15 16 17 18 19 20 21 22 23 24	1 2 3 4 5 6 7 8 9 10 11 12	1 2 3	1 2 3	1 2 3		
		13 14 15 16 17 18 19 20 21 22 23 24	1 2 3 4 5 6 7 8 9 10 11 12	1 2 3	1 2 3	1 2 3		
		13 14 15 16 17 18 19 20 21 22 23 24	1 2 3 4 5 6 7 8 9 10 11 12	1 2 3	1 2 3	1 2 3		
		13 14 15 16 17 18 19 20 21 22 23 24	1 2 3 4 5 6 7 8 9 10 11 12	1 2 3	1 2 3	1 2 3		
		13 14 15 16 17 18 19 20 21 22 23 24	1 2 3 4 5 6 7 8 9 10 11 12	1 2 3	1 2 3	1 2 3		
		13 14 15 16 17 18 19 20 21 22 23 24	1 2 3 4 5 6 7 8 9 10 11 12	1 2 3	1 2 3	1 2 3		

		13 14 15 16 17 18 19 20 21 22 23 24	1 2 3 4 5 6 7 8 9 10 11 12	1 2 3	1 2 3	1 2 3		
		13 14 15 16 17 18 19 20 21 22 23 24	1 2 3 4 5 6 7 8 9 10 11 12	1 2 3	1 2 3	1 2 3		
		13 14 15 16 17 18 19 20 21 22 23 24	1 2 3 4 5 6 7 8 9 10 11 12	1 2 3	1 2 3	1 2 3		
		13 14 15 16 17 18 19 20 21 22 23 24	1 2 3 4 5 6 7 8 9 10 11 12	1 2 3	1 2 3	1 2 3		
		13 14 15 16 17 18 19 20 21 22 23 24	1 2 3 4 5 6 7 8 9 10 11 12	1 2 3	1 2 3	1 2 3		
		13 14 15 16 17 18 19 20 21 22 23 24	1 2 3 4 5 6 7 8 9 10 11 12	1 2 3	1 2 3	1 2 3		
		13 14 15 16 17 18 19 20 21 22 23 24	1 2 3 4 5 6 7 8 9 10 11 12	1 2 3	1 2 3	1 2 3		
		13 14 15 16 17 18 19 20 21 22 23 24	1 2 3 4 5 6 7 8 9 10 11 12	1 2 3	1 2 3	1 2 3		
		13 14 15 16 17 18 19 20 21 22 23 24	1 2 3 4 5 6 7 8 9 10 11 12	1 2 3	1 2 3	1 2 3		
		13 14 15 16 17 18 19 20 21 22 23 24	1 2 3 4 5 6 7 8 9 10 11 12	1 2 3	1 2 3	1 2 3		
		13 14 15 16 17 18 19 20 21 22 23 24	1 2 3 4 5 6 7 8 9 10 11 12	1 2 3	1 2 3	1 2 3		
		13 14 15 16 17 18 19 20 21 22 23 24	1 2 3 4 5 6 7 8 9 10 11 12	1 2 3	1 2 3	1 2 3		
		13 14 15 16 17 18 19 20 21 22 23 24	1 2 3 4 5 6 7 8 9 10 11 12	1 2 3	1 2 3	1 2 3		
		13 14 15 16 17 18 19 20 21 22 23 24	1 2 3 4 5 6 7 8 9 10 11 12	1 2 3	1 2 3	1 2 3		
		13 14 15 16 17 18 19 20 21 22 23 24	1 2 3 4 5 6 7 8 9 10 11 12	1 2 3	1 2 3	1 2 3		
		13 14 15 16 17 18 19 20 21 22 23 24	1 2 3 4 5 6 7 8 9 10 11 12	1 2 3	1 2 3	1 2 3		
		13 14 15 16 17 18 19 20 21 22 23 24	1 2 3 4 5 6 7 8 9 10 11 12	1 2 3	1 2 3	1 2 3		
		13 14 15 16 17 18 19 20 21 22 23 24	1 2 3 4 5 6 7 8 9 10 11 12	1 2 3	1 2 3	1 2 3		

Sie wissen, dass Sie Ihre Fertigkeiten in den Bereichen »Essen« und »Schlafen« nutzen, wenn …

1. Sie das Gefühl haben, Ihr Schlaf- und Essverhalten steuern zu können.

2. Sie in der Lage sind, sich selbst abzulenken oder sich zu beruhigen.

3. Sie regelmäßige und ausgewogene Mahlzeiten zu sich nehmen.

4. Sie einem regelmäßigen Zeitplan fürs Schlafen und Essen folgen.

Was fanden Sie in dieser Sitzung besonders hilfreich?

16. Woche: Bewegung, Freizeit, körperliche Gesundheit

Ablauf der Sitzung:

Ausfüllen des Best-Bogens und Notieren der Werte in der Best-Kurve

Entspannungsübung

Gefühlskalender – sich selbst einschätzen lernen

- Wie häufig sind die einzelnen Spannungsgrade in der Woche aufgetreten?

Fertigkeiten-Dokumentation

- Welche Fertigkeiten haben Sie angewendet?

Besprechen der Ziele beim Ess- und Schlafverhalten

Bereich 4: Bewegung

- Nutzen verschiedener Sportarten
- Besprechen des Bewegungsprotokolls

Bereich 5: Freizeit

- Besprechen des Freizeitprotokolls
- Arbeitsblatt zu Freizeitaktivitäten – Arbeitsblatt
- Reaktionen auf den Text zu Haustieren

Bereich 6: Körperliche Gesundheit

- Arbeitsblatt zur körperlichen Gesundheit

Hausaufgaben:

[ ] Fertigkeiten-Dokumentation

[ ] Nutzen Sie den Gefühlskalender jeden Tag. Auf welchen Ebenen befinden Sie sich während der Woche? Beschreiben Sie:
- die Situation,
- Ihre Gefühle,
- Ihre körperlichen Empfindungen,
- Ihre Gedanken,
- welche Schemas Ihren Gedanken zugeordnet werden können,
- Ihre Handlungsimpulse,
- Ihr Verhalten.

[ ] Setzen Sie sich Ziele, die mit Bewegung, Freizeitgestaltung und körperlicher Gesundheit zusammenhängen.

[ ] Vervollständigen des Arbeitsblatts zu Freizeitaktivitäten

[ ] Lesen Sie den Text »Erfahrungen mit selbstverletzendem Verhalten« (s. ##) und bereiten Sie sich auf ein Gespräch über dieses Thema vor.

Sie wissen, dass Sie Ihre Fertigkeiten in den Bereichen »Bewegung, Freizeitgestaltung und körperliche Gesundheit« nutzen, wenn …

1. Sie sich auf gesunde Weise um sich selbst kümmern wollen.

2. Sie Entscheidungen für Ihre Gesundheit treffen wollen.

3. Sie einfach etwas tun, anstatt zu warten, bis Ihnen danach zumute ist. Sie wissen, dass Motivation und Begeisterung oft erst nach dem Beginn einer Aktivität aufkommen.

4. Sie eine Menge Spaß haben können, auch ohne der Beste zu sein.

5. Sie ein aktiver Teil Ihrer Gemeinschaft sind.

6. Sie gut auf sich acht geben und sich gut behandeln.

Bitte vergessen Sie nicht sich vor jeder Sitzung bei der Gruppenleitung anzumelden.
Vergessen Sie auch nicht das Arbeitsbuch und die Hausaufgaben!

Wenn Sie sich ein Ziel in den Bereichen »Bewegung, Freizeitgestaltung und körperliche Gesundheit« vornehmen, benutzen Sie dafür das Arbeitsblatt »Sich Ziele setzen« bei den Kopiervorlagen.

Bereich 4: Bewegung

Bewegung ist die Grundlage einer guten Gesundheit. Man kann nicht über Balance im Leben sprechen, ohne sportliche Betätigung mit einzubeziehen. Bewegung regt den Stoffwechsel an, verbrennt Fett, reduziert Ihren Appetit, hilft bei Gewichtsproblemen, mindert Anspannung und Depression. Körperliches Training ist gut für Ihre Knochen und verringert das Risiko, eine Herzkrankheit zu bekommen.

Der beste Weg, um sicher zu gehen, dass körperliches Training zum festen Bestandteil Ihres Alltags wird, ist auch hier eine wohlüberlegte Planung. Planen Sie, wann Sie Sport treiben und welche Art des Trainings es sein soll. Verschiedenartiges Training (unterschiedliche Sport- und Trainingsarten) ist sogar noch günstiger.

Gesundes Training ist:

1. 30–60 Minuten Aktivität pro Termin mit zusätzlichen 5 Minuten Aufwärmen und 5 Minuten Ausklang.
2. 5–7 Mal die Woche für Gewichtsabnahme, 3–4 Mal pro Woche für Aufrechterhaltung des momentanen Gewichts.
3. Während des Trainings sollte Ihr Herzschlag fast doppelt so schnell sein wie im Ruhezustand. Sie sollten in der Lage sein, während des Trainings zu sprechen.

Im Folgenden sind verschiedene Sportarten und ihre möglichen Vorteile aufgeführt.

Nutzen verschiedener Sportarten

Sportart	Verbesserung des Herz-Kreislauf-Systems	Steigerung der körperlichen Kraft	Steigerung der Ausdauer	Fettabbau
Basketball	4	1	3	4
Fahrradfahren	4	2	3	4
Bowling	1	1	1	1
Zirkeltraining	3	3	3	3
Ballett	3	3	3	3
Aerobic	4	2	3	4
Moderner Tanz	3	2	3	3
Gesellschaftstanz	2	1	2	2
Rugby	2	3	2	2
Golf	2	1	1	2
Gymnastik	2	4	4	2
Wandern	3	2	4	3
Joggen	4	1	3	4
Badminton	3	1	3	3
Inlineskating	2	1	2	2
Skilanglauf	4	3	4	4
Skiabfahrt	1	2	2	1
Fußball	4	2	3	4
Treppensteigen	3	2	3	3
Schwimmen	4	2	3	4
Tennis	2	1	2	2
Walking	3	1	2	3
Wassergymnastik	4	2	3	4
Gewichtheben	1	4	3	2

1 = wenig, 2 = ausreichend, 3 = gut, 4 = hervorragend

Bewegungsprotokoll
Tragen Sie die Art der Bewegung, die Tageszeit und die Dauer ein. Tun Sie dies unmittelbar nach der sportlichen Aktivität.

Tag	Art der Bewegung	Dauer	Art der Bewegung	Dauer
Sonntag				
Montag				
Dienstag				
Mittwoch				
Donnerstag				
Freitag				
Samstag				
Sonntag				
Montag				
Dienstag				
Mittwoch				
Donnerstag				
Freitag				
Samstag				

Bereich 5: Freizeit

Jeder braucht Zeit zum Ausspannen. Freizeit und Erholung sind zwei der wichtigsten Säulen bei der Genesung und der Behandlung von Krankheitssymptomen. Lachen und Freude sorgen auf ihre Art dafür, Balance und Perspektive ins Leben zurückzuholen.

Wie andere Lebensbereiche auch, müssen Aktivitäten für Freizeit und Erholung geplant werden. Die finanziellen Möglichkeiten sind zu berücksichtigen, soziale Kontakte und die zur Verfügung stehende Zeit. »Alles-oder-Nichts-Denken« verleitet Menschen mit emotionaler Instabilität häufig dazu, entweder den ganzen Tag Freizeitaktivitäten nachgehen zu wollen oder sich nur dann Vergnügen zu gönnen, wenn sie ihre Pflichten erfüllt haben. Unglücklicherweise sind diese selbstauferlegten Pflichten meistens so zahlreich, dass die Zeit für Erholung und Entspannung niemals kommt.

Balance ist der Schlüssel. Sorgen Sie vor und balancieren Sie Arbeit und Freizeit aus. Spielen Sie so intensiv wie Sie arbeiten. Sorgen Sie für sich selbst und gönnen Sie sich Auszeiten.

Legen Sie sich für diese Woche die Zeiten fest, in denen Sie Freizeitaktivitäten nachgehen wollen. Benutzen Sie dafür den folgenden Terminplan.

Freizeitprotokoll

Arbeitsplan	
Sonntag	
Montag	
Dienstag	
Mittwoch	
Donnerstag	
Freitag	
Samstag	

Freizeitplan	
Sonntag	
Montag	
Dienstag	
Mittwoch	
Donnerstag	
Freitag	
Samstag	

Freizeitaktivitäten – Arbeitsblatt

Listen Sie mehrere Aktivitäten auf, denen Sie in Ihrer Freizeit nachgehen könnten. Bewerten Sie Ihr Interesse für die einzelnen Aktivitäten von 1 (geringes Interesse) bis 5 (großes Interesse). Schätzen Sie, was Sie die einzelnen Aktivitäten je einmaliger Ausübung kosten. Schreiben Sie auch auf, was Sie tun müssen, bevor Sie mit der Aktivität beginnen. Zum Beispiel: Wie viel Zeit muss ich einplanen? Welche Ausrüstung brauche ich? Brauche ich noch andere Personen für diese Aktivität(en)?

Aktivität	Interesse	Kosten	Was Sie brauchen, bevor Sie mit der Aktivität starten können		
			Benötigte Zeit	Material/Ausrüstung	Andere Personen

Sich um ein Tier zu kümmern und dessen Gegenwart zu genießen, ist eine hervorragende Möglichkeit, zu entspannen und die Freizeit zu verbringen. Es gibt viele Studien, die zeigen, dass Haustiere die seelische und körperliche Gesundheit verbessern können. Eine Studie über Überlebende von Herzanfällen zum Beispiel zeigte, dass Hundebesitzer eine höhere Überlebenschance hatten. Andere Studien haben gezeigt, dass der Blutdruck bei Menschen sinkt, während sie einen Hund oder eine Katze streicheln.

Eine Klientin hat die folgende Geschichte geschrieben, in der sie beschreibt, wie Tiere zu ihrer psychischen Gesundheit beigetragen haben.

Wie Haustiere meine psychische Gesundheit verbessert haben
Von Margalea Warner

Wenn du mich anrufst und mein Anrufbeantworter anspringt, hörst du die Nachricht: »Sie haben das Zuhause von Taz und seinem Menschen erreicht. Wir können leider momentan nicht an den Apparat, denn wir verfolgen gerade eine Maus am Faden, halten ein Nickerchen oder benutzen die Einstreubox. Bitte hinterlassen Sie eine Nachricht nach dem Miau-Ton.« Vielleicht schüttelst du den Kopf und denkst, ich sei nicht mehr ganz dicht. Aber ein Tier zu besitzen hat meine psychische Gesundheit tatsächlich gebessert.

Über die Jahre habe ich viele Haustiere besessen: Sittiche, Fische und jetzt, da es mein Vermieter nun erlaubt, eine Katze (ein Kater mit dem Namen Tasmanischer Teufel oder auch Taz). Es war fu r mich als allein lebende Person wichtig, jemanden zu haben, zu dem man zurückkehrt, wenn man nach Hause kommt. Mein Kater und ich teilen diesen Wunsch – wir können beide manchmal ziemlich reserviert sein und stolz auf unsere Unabhängigkeit, aber in Wirklichkeit brauchen wir Nähe und Unterstützung von anderen. Manche Haustiere sind anhänglicher als andere. Aber sogar Fische können einen beruhigen und entspannen, wenn man ihnen zuschaut. Haustiere haben diese Art zuzuhören, ohne ein Urteil zu fällen, sogar wenn das, was aus dem Mund ihrer Besitzer herauskommt, perfekter Unsinn ist, wie: »Mama ist wieder da! Hat mein Schätzchen mich vermisst?«

Studien haben gezeigt, dass der Umgang mit einem Tier den Blutdruck senken kann. Es ist eine Möglichkeit, Stress abzubauen. Ich kann besser einschlafen, nachdem ich meine Katze gestreichelt und gekämmt habe. Sie unterweist mich im Strecken und Gähnen.

Tiere sind außerdem Aufhänger für Gespräche. Wenn junge Eltern oder Großeltern über die Eskapaden Ihrer lieben Kinder tratschen, ziehe ich einen Stapel Fotos heraus – »Hier schläft mein Baby mit seinem Stofftier, hier gähnt es, hier benutzt es das Katzenklo ...«. Bei Ausflügen mit dem Betreuten Wohnen tauschen wir Tierbesitzer Geschichten aus und lachen über die Erlebnisse unserer »Lieblinge«.

Die Routine beim Betreuen eines Tieres sorgt für ein gewisses Gefühl der Stabilität im Leben seines Besitzers. Mein Kater miaut mich um ungefähr halb zehn abends an, um mich daran zu erinnern, endlich schlafen zu gehen. Morgens drängt er mich zum Aufstehen, indem er mit seinen Schnurrhaaren mein Gesicht streift und laut miaut. Vögel haben auch eine Art Weckruf. Sogar Fische schwimmen langsamer, sobald man ihr Aquarium abdunkelt.

Trotz aller Vorteile durch den Besitz eines Haustieres muss ich sagen, dass Tiere nicht jedermanns Sache sind. Deswegen solltest du vor der Anschaffung eines Tieres bedenken, wie viel Verantwortung du auf dich laden kannst – suche dir Tiere aus, die deine Möglichkeiten nicht überfordern. Achte auch darauf, ob du vielleicht gegen bestimmte Tiere allergisch bist. Ziervögel können beispielsweise eine Lungenkrankheit verursachen. Du solltest vielleicht eine »Probefahrt« mit einem Haustier machen, indem du dich für ca. eine Woche um das Tier eines Freundes kümmerst. Ein anderer Faktor, den du beachten musst, sind die Kosten für den Kauf eines Tieres und für dessen Pflege – Vogelbetreuung ist in dieser Hinsicht keine Lappalie, wenn man an den Preis für einen Käfig denkt oder die Kosten für Vogelfutter.

Zum Schluss muss auf jeden Fall erwähnt werden, dass die meisten Haustiere nur eine relativ kurze Lebensspanne haben und die Zeit kommen wird, zu der du Abschied nehmen musst. Ich habe geweint, als ich einen Sittich auf dem Boden des Käfigs liegen sah, und gestöhnt beim Anblick eines Fisches, der mit dem Bauch nach oben im Wassertrieb. Für die Vögel gab es Beerdigungen; die Fische schwammen ihren letzten Weg ohne Zeremonie die Toilette hinunter. Aber meine Trauer ließ nach einer Weile nach, weil ich dankbar war für die Freuden, die mir ihre Bekanntschaft bereitet hatte. Sie haben mein Leben bereichert und bei mir schöne Erinnerungen zurückgelassen.

Mein Kater Taz ist ein Jahr alt und ich hoffe, dass er noch das fünfzehnte oder sechzehnte Lebensjahr erreichen wird, wie es auch viele andere Hauskatzen tun.

Den Kater aus dem Tierheim zu adoptieren hat sein Leben gerettet. Wird er auch meines retten? Ich habe ihm ein Zuhause gegeben und mir einen Grund, mich auf zu Hause zu freuen. Er ist eine echte »Schoßdecke«. Ich hoffe, dass unser beider Leben noch lang dauert, denn wir gehören zueinander.

Bereich 6: Körperliche Gesundheit
»Alles oder Nichts«-Denken, was sich häufig bei Betroffenen mit emotionaler Instabilität findet, führt oft zu Extremen: Entweder wird die eigene Gesundheit völlig ignoriert oder sie wird zu einer Obsession. Auch hier ist Balance der Schlüssel. Sie sollten einen Hausarzt haben, der mit Ihren früheren und aktuellen gesundheitlichen Problemen vertraut ist. Es ist wichtig, diesen Arzt regelmäßig zu besuchen und mit ihm zusammenzuarbeiten. Ihr Hausarzt oder Ihre Hausärztin kann Sie außerdem beraten, was Sie für Ihre Gesundheit tun können, um zukünftige Probleme zu vermeiden. Wie oft Sie Ihren Hausarzt aufsuchen, wird vom Ihrem Alter abhängen, ob Sie Medikamente nehmen und ob Sie aktuelle gesundheitliche Probleme haben. Es ist wichtig, eine zeitnahe Behandlung für akute Krankheiten zu erhalten (Grippe, andere Infekte, Verletzungen etc.). Emotionaler Instabilität ist schwerer beizukommen, wenn Sie sich körperlich nicht wohl fühlen. Sie können bei einer Erkrankung auch emotional dünnhäutiger werden.

In manchen Fällen wird Ihr Hausarzt oder Ihre Hausärztin Ihnen auch Psychopharmaka verschreiben. Oder er wird Sie an einen Psychiater verweisen, eine Institutsambulanz oder einen psychologischen Psychotherapeuten.

Wann war nun Ihre letzte ärztliche Untersuchung?

Wann ist der nächste Termin für eine ärztliche Untersuchung?

Eine vertrauensvolle Beziehung zu Ihren Ärzten und Therapeuten aufrechtzuerhalten (Sie und Ihr Arzt treffen gemeinsam Entscheidungen) ist sehr wichtig. Denken Sie daran, dass Ihre medizinischen Betreuerinnen und Betreuer Experten ihres Faches sind. Sie können Ihnen bei der Auswahl der richtigen Behandlung helfen, aber letzten Endes werden Sie selbst die Entscheidungen in Bezug auf Ihre Gesundheit treffen müssen. Genauso sind Sie dafür verantwortlich, die verschriebenen Medikamente auch einzunehmen. Medikamente können viele Ihrer Symptome bekämpfen, Sie aber nicht »heilen«. Wir haben die Wörter »bewältigen« oder »damit umgehen« benutzt, wenn wir über emotionale Instabilität gesprochen haben. Medikamente sind nur ein weiteres Hilfsmittel für den Umgang mit Ihrer Erkrankung. Die anderen Hilfsmittel sind die gelernten neuen Fertigkeiten, wie auch die Werkzeuge und Hilfsmittel, die von anderen Therapieformen herrühren. Sie alle können sich gegenseitig ergänzen.

Die meisten Psychopharmaka (wie auch alle anderen Medikamente) wirken am besten, wenn man sie regelmäßig einnimmt und immer zur selben Zeit. Es kann allerdings mehrere Wochen dauern, bevor sich die Wirkung einstellt. Deshalb ist es wichtig, die Medikamente lang genug einzunehmen, um ein zutreffendes Urteil über die Wirkung fällen zu können. Passen Sie auf »Alles oder Nichts«-Denken auf (sich selbst zu sagen, es funktioniert perfekt oder gar nicht).

Ihr Helferteam kann Ihnen eine zusätzliche Rückmeldung geben, ob ein Medikament gut bei Ihnen anschlägt. Oft können andere sogar Verbesserungen noch vor Ihnen selbst bemerken. Schließen Sie eine Vereinbarung mit Ihrem Arzt, wie lange Sie ein Medikament nehmen werden, bevor Sie es aufgeben. Auch ist es wichtig, genau zu klären, auf welche Symptome das Medikament Einfluss nehmen soll. Die folgenden Tipps können hilfreich sein:

- Bleiben Sie realistisch in Ihren Erwartungen. Eine wie viel prozentige Verbesserung Ihres Befindens finden Sie akzeptabel?
- Wechseln Sie nicht zu schnell Ihre Medikamente.
- Fast jede Medizin hat Nebenwirkungen und diese treten oft vor der eigentlichen Wirkung auf. Erinnern Sie sich daran, dass Nebenwirkungen in den ersten Tagen üblich sind und später entweder kaum noch bemerkbar sind oder ganz verschwinden.
- Reden Sie mit dem Arzt, der Ihnen die Medizin verschrieben hat, wenn die Nebenwirkungen so ernsthaft sind, dass Sie einen Abbruch erwägen. Ein Telefongespräch ist meistens ausreichend, um Ihre Bedenken anzumelden.
- Setzen Sie Medikamente nicht ab, ohne zuvor mit Ihrem Arzt darüber zu sprechen. Ein plötzliches Absetzen von Medikamenten kann unangenehme Absetzsymptome zur Folge haben.

Körperliche Gesundheit – Arbeitsblatt

Listen Sie hier alle verschriebenen Medikamente auf, die Sie regelmäßig einnehmen. Wissen Ihre Therapeuten und behandelnden Ärzte von diesen Medikamenten?

Verordnetes Medikament	Dosis	Verwendet für	Nebenwirkungen

Listen Sie hier alle nicht verschriebenen Medikamente auf, die Sie einnehmen (aus Apotheke, Drogerie, Internet usw.), wie etwa Vitamine, Nahrungsergänzungsmittel und pflanzliche Heilmittel.

Medikament	Dosis	Verwendet für	Nebenwirkungen

Womit erinnern Sie sich daran, Ihre Medikamente einzunehmen?

Wie ist Ihr aktueller Gesundheitszustand?

Welche gesundheitlichen Sorgen haben Sie?

Welche Empfehlungen hat Ihnen Ihr Arzt oder Therapeut gegeben?

Sie wissen, dass Sie Ihre Fertigkeiten in den Bereichen »Bewegung, Freizeitgestaltung und körperliche Gesundheit« nutzen, wenn ...

1. Sie sich auf gesunde Weise um sich selbst kümmern wollen.

2. Sie Entscheidungen für Ihre Gesundheit treffen wollen.

3. Sie einfach etwas tun, anstatt zu warten, bis Ihnen danach zumute ist. Sie wissen, dass Motivation und Begeisterung oft erst nach dem Beginn einer Aktivität aufkommen.

4. Sie eine Menge Spaß haben können, auch ohne der Beste zu sein.

5. Sie ein aktiver Teil Ihrer Gemeinschaft sind.

6. Sie gut auf sich acht geben und Sie sich gut behandeln.

Was fanden Sie in dieser Sitzung besonders hilfreich?

17. Woche: Selbstschädigendes Verhalten vermeiden

Ablauf der Sitzung:

Ausfüllen des Best-Bogens und Notieren der Werte in der Best-Kurve
Entspannungsübung
Gefühlskalender – sich selbst einschätzen lernen

- Wie häufig sind die einzelnen Spannungsgrade in der Woche aufgetreten?

Fertigkeiten-Dokumentation

- Welche Fertigkeiten haben Sie angewendet?

Besprechen der Ziele für Essen, Schlafen, Bewegung, Freizeit und körperliche Gesundheit
Besprechen des Arbeitsblatts zu Freizeitaktivitäten

Bereich 7: Selbstschädigendes Verhalten vermeiden

- Gespräch über den Text »Erfahrungen mit selbstverletzendem Verhalten«
- Arbeitsblätter 1 und 2 zum Vermeiden von selbstschädigendem Verhalten
- Arbeitsblatt »Bitten um Hilfe«

Hausaufgaben:

[ ] Ausfüllen der Fertigkeiten-Dokumentation
[ ] Nutzen Sie den Gefühlskalender jeden Tag. Auf welchen Ebenen befinden Sie sich während der Woche? Beschreiben Sie:

- die Situation,
- Ihre Gefühle,
- Ihre körperlichen Empfindungen,
- Ihre Gedanken,
- welche Schemas Ihren Gedanken zugeordnet werden können,
- Ihre Handlungsimpulse,
- Ihr Verhalten.

[ ] Vervollständigung der Arbeitsblätter zum Vermeiden von selbstschädigendem Verhalten
[ ] Vervollständigung von »Bitten um Hilfe«
[ ] Setzen Sie sich für die nächste Woche zwei realistische Ziele im Bereich des Verhaltenstrainings

Sie wissen, dass Sie Ihre Fertigkeit »Vermeiden von selbstschädigendem Verhalten« nutzen, wenn …

1. Sie Gewohnheiten, die Ihnen schaden, überwinden wollen.

2. Sie Entscheidungen für Ihre Gesundheit treffen.

3. Sie aktiv handeln und nicht reagieren.

4. Sie in einer Krise alternative Bewältigungsstrategien finden (anstatt auf ungesunde Verhaltensweisen zurückzugreifen).

5. Sie Ihre Impulse kontrollieren und erkennen, dass Sie mehr Stärke und Kraftreserven haben, als Sie denken.

6. Sie weniger zwanghaft und impulsiv in Ihrem Verhalten und bei Ihren Entscheidungen sind.

7. Sie lernen, dass »Ausrutscher« und Rückfälle Anzeichen dafür sind, dass in Wirklichkeit etwas anderes vor sich geht. Sie können sich selbst dafür vergeben, während Sie nach der Ursache suchen.

8. Rückschläge nur eine Erinnerung daran sind, wie weit Sie es schon gebracht haben und wie entschlossen Sie sind, auch weiterhin den Weg zu Gesundheit und Zufriedenheit zu beschreiten.

9. Sie großen Schmerz empfinden und trotzdem mit der Situation auf gesunde Art zurechtkommen.

10. es Ihnen möglich ist, den Schmerz anzuerkennen.

**Bitte vergessen Sie nicht sich vor jeder Sitzung bei der Gruppenleitung anzumelden.
Vergessen Sie auch nicht das Arbeitsbuch und die Hausaufgaben!**

Wenn Sie sich ein Ziel zum »Vermeiden von selbstschädigendem Verhalten« vornehmen, benutzen Sie dafür das Arbeitsblatt »Sich Ziele setzen« bei den Kopiervorlagen.

Bereich 7: Selbstschädigendes Verhalten vermeiden
Vermeiden von selbstschädigendem Verhalten bezieht sich auf eine breite Palette an schädlichem und selbstzerstörerischem Verhalten. Dies beinhaltet unter anderem Suizidversuche, körperliche Selbstverletzungen (z.B. sich selbst zu schneiden), Substanzmissbrauch (Alkohol und andere Drogen), Medikamentenmissbrauch, wahllose sexuelle Kontakte, rücksichtsloses Fahren, Fressanfälle oder andere schädliche Ess-Störungen, kriminelle Delikte, unzureichende Selbstversorgung, Geldverschwendung und missbrauchsanfällige Beziehungen zu anderen Personen. Menschen mit emotionaler Instabilität haben viele mögliche Gründe für solch ein Verhalten: um emotionaler Taubheit entgegenzuwirken (»um endlich etwas zu fühlen, auch wenn es Schmerz ist«), um sich abzureagieren, zum Stressabbau, zum Auslösen von Fürsorge (Wunden versorgen), zur Selbstbestrafung, um Aufmerksamkeit zu erhalten, um zu kommunizieren oder zu manipulieren, aus Gewohnheit oder Vergeltung oder um schmerzhaften Gefühlen zu entgehen. Das Kernmotiv für ein solches Verhalten ist meist ein Gefühl der inneren Hoffnungslosigkeit: Sie glauben vielleicht, dass die Konsequenzen Ihres Verhaltens bedeutungslos sind, weil alles sowieso hoffnungslos ist. Trotz aller Risiken verschafft der Moment von Erregung oder Erleichterung, den dieses Verhalten mit sich bringt, eine kurze Ruhepause in dem unerbittlichen Leiden der Krankheit. Es besteht die Gefahr, dass selbstschädigende Verhaltensweisen zur Sucht werden, was die ohnehin schwierige Störung noch schwieriger macht.

Der erste Schritt, um selbstschädigendes Verhalten zu vermeiden, ist das konsequente Anwenden aller in der Gruppe gelernten Fertigkeiten.

Der zweite Schritt: Benennen Sie die selbstschädigenden Verhaltensweisen ausdrücklich als schädigend und schädlich. Rufen Sie ein Mitglied Ihres Helferteams an. Hinterfragen Sie alle Gedanken, die ein solches Verhalten rationalisieren oder rechtfertigen. Bitten Sie das Teammitglied, Ihnen bei Ihrem Urteil zu helfen. Noch vor der Selbstschädigung anzurufen ist am hilfreichsten. Erinnern Sie sich daran, dass Rückschläge nicht wegen des selbstschädigenden Verhaltens passieren, sondern wegen einer Veränderung der Gedanken.

Der dritte Schritt: Erforschen Sie den Prozess, den Sie bei einer Selbstschädigung durchlaufen, indem Sie Auslöser und Ablauf beschreiben. Das folgende Arbeitsblatt wird Ihnen dabei helfen. Es bedarf oft großer Mühe, Unterstützung von anderen sowie des Willens, das Verhalten als Selbstschädigung anzuerkennen, um sich an die Ereignisse und Emotionen zu erinnern, die mit dem Verhalten einhergingen. Diese Erfahrung wiederaufleben zu lassen, kann sehr schmerzhaft sein. Mitglieder Ihres Helferteams einzubeziehen ist daher hilfreich. Sie werden professionelle Hilfe suchen müssen, wenn das Verhalten Suchtcharakter bekommt oder bereits hat.

Vermeiden von selbstschädigendem Verhalten – Arbeitsblatt 1

Beschreiben Sie das Muster Ihres selbstschädigenden Verhaltens.

Beschreiben Sie, wann das selbstschädigende Verhalten bei Ihnen wahrscheinlich auftritt.

Beschreiben Sie den Auslöser (was taten Sie zuvor?)

Wie fühlten Sie sich **vor** der Selbstschädigung?

Welche Gedanken hatten Sie **vor** der Selbstschädigung?

Wie fühlten Sie sich **während** der Selbstschädigung?

Welche Gedanken hatten Sie **während** der Selbstschädigung?

Wie fühlten Sie sich **nach** der Selbstschädigung?

Welche Gedanken hatten Sie **nach** der Selbstschädigung?

Vermeiden von selbstschädigendem Verhalten – Arbeitsblatt 2

Welche Fertigkeiten brauche ich, um das selbstschädigende Verhalten zu vermeiden, und wie setze ich sie ein?

Distanz finden

Kommunizieren

Hinterfragen von kognitiven Verzerrungen

Sich ablenken

Probleme bewältigen/Rückfallbekämpfung

Bitten um Hilfe

Viele Menschen mit emotionaler Instabilität haben Probleme damit, andere um Hilfe zu bitten, besonders, wenn ihnen danach zumute ist, sich selbst zu verletzen.

1. Wann haben Sie das letzte Mal jemanden um Hilfe gebeten? Wen haben Sie gefragt?

2. Beschreiben Sie, wie es ist, um Hilfe zu bitten.

3. Helfen Sie anderen, wenn diese Sie um Hilfe bitten? Wie helfen Sie ihnen?

4. Was ist der Unterschied, wenn andere um Hilfe bitten, und wenn Sie es tun?

5. Beschreiben Sie, wie leicht oder schwer es für Sie ist, andere um Hilfe zu bitten.

6. Was beeinträchtigt Ihre Fähigkeit, andere um Hilfe zu bitten?

7. Welche negativen und verzerrten Gedanken haben Sie in Bezug auf das Bitten um Hilfe?

8. Wie lassen sich solche Gedanken korrigieren?

9. Wen können Sie um Hilfe bitten?

10. Schreiben Sie sich Herangehensweisen auf, wie Sie um Hilfe bitten können.

11. Schreiben Sie hier einige Gedanken auf (z.B. positive Absichten), um durch Krisen zu kommen.

Erfahrungen mit selbstverletzendem Verhalten

Ich frage mich, wie ich ein Buch über mein Leben schreiben kann, wenn ich solche Angst habe, über meine Schwierigkeiten zu reden. Woher kommt nur solche Hörigkeit, dass ich ständig das Gefühl habe, ich muss so sein, wie jemand anderes mich sieht, wenn ich ihm von meinen makabren Handlungen erzähle? Ich frage mich auch, was wäre, wenn ich diese Seite von mir verschweigen würde. Würden sich meine selbstzerstörerischen Handlungen verschlimmern? Gibt es so eine Art Gesetzmäßigkeit im Leben, dass sich traumatische Erfahrungen in irgendeiner Art und Weise bemerkbar machen? Wenn ja, nach welchen Kriterien wird das abgehandelt? Nicht dass ich nicht schon genügend leiden musste, jetzt muss ich mich für dieses komische Verhalten auch noch rechtfertigen, weil es nun mal ein absonderliches Verhalten ist. Ich fühle mich irgendwie bestraft damit, weil es meinem sonstigen Lebensstandard total nicht entspricht. Ich verstehe es selbst absolut nicht, so dass ich auch nicht kämpferisch dafür eintreten kann, um dieses Verhalten in irgendeiner Weise zu rechtfertigen. Genau in den Situationen bekomme ich zu spüren, dass ich von etwas nichts mehr weiß und ich deswegen auch nicht verstehe, wieso ich so reagiere.

Von meinem Verstand her glaubte ich ja, das Leben im Griff zu haben, jedoch in bestimmten Abständen werde ich eines anderen belehrt, da wirft mich solch eine selbstzerstörende Handlung total aus dem Gleichgewicht. Ich meine, es bestünde eigentlich erstmal die Frage, ob ich je ein Gleichgewicht hatte oder ob ich mir da nicht etwas vorgemacht habe. Nun fühle ich mich leer und ausgelaugt und habe das Gefühl, bei der ganzen Sache um das wirkliche Lebensgefühl betrogen worden zu sein. Es gibt in mir keine Instanz, wo ich glauben könnte, die würde mir etwas Gutes tun oder mich auf den rechten Weg führen. Bei dem Gefühl der Lebensunlust und der selbstzerstörerischen Handlung bekomme ich zu spüren, dass es noch eine andere Seite geben muss, die etwas zu sagen hat und vor allem einen starken Einfluss auf mein Leben hat. Es geht nicht nur so, wie ich es mir vorstelle, sondern ich muss mich dieser Instanz stellen, sonst wird sich diese Seite auf eine mir unbeliebte Weise zeigen. Im Moment nehme ich diese Instanz noch als eine feindliche Seite wahr, weil sie mich in ein unangenehmes Licht stellt. Ich habe das Gefühl, mein Ansehen durch diese Seite zu verlieren, denn ich kann nicht erklären, wieso ich mich in bestimmten Situationen so verhalte.

In solchen Situationen verspüre ich auch, wie wenig Selbstvertrauen ich habe und wie sehr ich mich davon abhängig fühle, zu sein, was andere von mir sagen und denken. So ungefähr »Haste was, biste was« oder »Kannst du was, bist du was.« Wer oder was gibt mir die Lebensberechtigung, und von wem habe ich sie mir in meinem bisherigen Leben immer geholt? Nun stehe ich hier mit meinem Haufen Lebenserfahrungen, die alles andere als lebensbejahend sind, und nun soll ich das Gefühl von Lebensfreude haben. Was für eine Lebenslüge habe ich mir da doch aufgebaut. Es ist, als müsste ich ganz von vorne anfangen. Nun glaubte ich, so gelebt zu haben, wie die Gesellschaft es von einem erwartet, und doch bin ich unglücklich und empfinde keine Lebensqualität. Je mehr man danach trachtet, was die Einzelnen von einem erwarten oder die Gesellschaft, desto mehr ist man auch in der Lage, dem anderen etwas vorzuheucheln, nur um sein Gesicht zu wahren. Woher kommen dann die Äußerungen: Wie, das hätte ich nicht gedacht, dass dieser Mensch zu so was in der Lage ist? Ich muss sagen, es fällt mir echt schwer, diese Sache so anzunehmen, aber ich glaube, es geht kein Weg daran vorbei, um darin Heilung zu erleben. Das zu erkennen bzw. so anzunehmen oder mir einzugestehen hatte so lange gebraucht.

(Aus: Gabi Lummas: Verschlossene Seele. Erfahrungen mit Selbstverletzungen. Frankfurt a.M.: R.G. Fischer, 1999)

Sie wissen, dass Sie Ihre Fertigkeit »Vermeiden von selbstschädigendem Verhalten« nutzen, wenn …

1. Sie Gewohnheiten, die Ihnen schaden, überwinden wollen.
2. Sie Entscheidungen für Ihre Gesundheit treffen.
3. Sie aktiv handeln und nicht reagieren.
4. Sie in einer Krise alternative Bewältigungsstrategien finden (anstatt auf ungesunde Verhaltensweisen zurückzugreifen).
5. Sie Ihre Impulse kontrollieren und erkennen, dass Sie mehr Stärke und Kraftreserven haben, als Sie denken.
6. Sie weniger zwanghaft und impulsiv in Ihrem Verhalten und bei Ihren Entscheidungen sind.
7. Sie lernen, dass »Ausrutscher« und Rückfälle Anzeichen dafür sind, dass in Wirklichkeit etwas anderes vor sich geht. Sie können sich selbst dafür vergeben, während Sie nach der Ursache suchen.
8. Rückschläge nur eine Erinnerung daran sind, wie weit Sie es schon gebracht haben und wie entschlossen Sie sind, auch weiterhin den Weg zu Gesundheit und Zufriedenheit zu beschreiten.
9. Sie können großen Schmerz empfinden und trotzdem mit der Situation auf gesunde Art zurechtkommen.
10. es Ihnen möglich ist, den Schmerz anzuerkennen.

Was fanden Sie in dieser Sitzung besonders hilfreich?

18. Woche: Zwischenmenschliche Beziehungen, Teil 1

Ablauf der Sitzung:
Zwischenmenschliche Wirksamkeit
Ausfüllen des Best-Bogens und Notieren der Werte in der Best-Kurve
Entspannungsübung
Gefühlskalender – sich selbst einschätzen lernen
- Wie häufig sind die einzelnen Spannungsgrade in der Woche aufgetreten?

Fertigkeiten-Dokumentation
- Welche Fertigkeiten haben Sie angewendet?

Besprechen der Ziele für Essen, Schlafen, Bewegung, Freizeit, körperliche Gesundheit und Vermeidung von selbstschädigendem Verhalten
Besprechen der Arbeitsblätter zum Vermeiden von selbstschädigendem Verhalten
Bereich 8: Zwischenmenschliche Beziehungen
- Zwischenmenschliche Wirksamkeit
- Warnsignale für eine schädliche oder missbräuchliche Beziehung
- Mythen über zwischenmenschliche Beziehungen
- Lösen von Beziehungsproblemen

Hausaufgaben:

[ ] Fertigkeiten-Dokumentation
[ ] Nutzen Sie den Gefühlskalender jeden Tag. Auf welchen Ebenen befinden Sie sich während der Woche? Beschreiben Sie:
- die Situation,
- Ihre Gefühle,
- Ihre körperlichen Empfindungen,
- Ihre Gedanken,
- welche Schemas Ihren Gedanken zugeordnet werden können,
- Ihre Handlungsimpulse,
- Ihr Verhalten.

[ ] Vervollständigung von »Mythen über zwischenmenschliche Beziehungen«
[ ] Vervollständigung von »Ermutigendes zu zwischenmenschlichen Beziehungen«
[ ] Üben von »Lösen von Beziehungsproblemen«

Sie wissen, dass Sie Ihre Fertigkeit »Gestalten von Beziehungen« nutzen, wenn ...

1. Sie förderliche, haltgebende Beziehungen haben.

2. sich Ihre Verständigung mit Familie, Freunden und Arbeitskollegen verbessert.

3. Sie selbstsicher sind, statt aggressiv oder passiv.

4. Sie gewillt sind, Konflikte konstruktiv zu lösen.

5. Sie Grenzen setzen und aufrechterhalten.

6. Sie sich von negativen Beziehungen, Arbeitsverhältnissen und Situationen lösen.

7. Sie sich nicht mehr für die Gefühle anderer verantwortlich fühlen.

8. Sie verstehen, dass andere nicht Ihre Gedanken lesen können. Um fair zu sich und anderen zu sein, müssen Sie daher die anderen um das bitten, was Sie brauchen.

Bitte vergessen Sie nicht sich vor jeder Sitzung bei der Gruppenleitung anzumelden.
Vergessen Sie auch nicht das Arbeitsbuch und die Hausaufgaben!

Wenn Sie sich ein Ziel zum »Gestalten von Beziehungen« vornehmen, benutzen Sie dafür das Arbeitsblatt »Sich Ziele setzen« bei den Kopiervorlagen.

Bereich 8: Zwischenmenschliche Beziehungen

Zwischenmenschliche Wirksamkeit

Eine der schädlichen Folgen emotionaler Instabilität können gescheiterte Beziehungen sein. Mit einem Menschen zu leben, der unter emotionaler Instabilität leidet, ähnelt bisweilen dem Leben an einer Küste, die fortwährend von starken Stürmen heimgesucht wird. Menschen, die wiederholt unkontrollierbaren und lebensbedrohenden Kräften ausgesetzt sind, treffen spezielle Vorbereitungen, um sich vor den Gefahren zu schützen. So werden sie etwa das Fundament ihres Hauses verstärken, Nahrungsmittel und Wasser lagern, einen Fluchtplan für den Extremfall ausarbeiten usw.

Wenn Menschen mit emotionaler Instabilität Vorbereitungen im Hinblick auf mögliche Krisen treffen und einen Plan für das Danach haben, können die zerstörerischen Auswirkungen der Erkrankung auf zwischenmenschliche Beziehungen gelindert werden. Wenn Sie in einer Phase von Frustration und Wut sind und dazu außer Kontrolle, besteht die Gefahr, dass Sie den Zorn und die Verbitterung auf andere entladen. Plötzlich sagen Sie zu denjenigen, die Ihnen am meisten bedeuten, hässliche und verletzende Dinge, und fügen damit der Beziehung Schaden zu. Zu anderen Zeiten sind die Frustration und der Schmerz so intensiv, dass Sie sich isoliert fühlen. Sie wünschen sich, dass andere Ihr Leiden lindern, haben jedoch Schwierigkeiten, sich zu verständigen und Ihre Wünsche deutlich zu machen. Die anderen nehmen Ihren Wunsch nicht wahr, und so sind Sie am Ende noch frustrierter, fühlen noch mehr Leidensdruck, fühlen sich missverstanden, verstoßen und verlassen.

Nachdem Sie sich wieder beruhigt haben, sind Sie möglicherweise beschämt, weil Sie glauben, andere frustriert, enttäuscht und verletzt zu haben. Sie beginnen, sich selbst zu verachten oder gar zu hassen, was Ihre Beziehungen noch weiter beeinträchtigt.

Beziehungen zu Personen mit emotionaler Instabilität haben die Tendenz, zwischen Extremen von Abhängigkeit und Unabhängigkeit hin- und herzupendeln, zwischen Verstrickung und Distanz. Es ist für die Betroffenen schwierig, lang anhaltende und unterstützende Beziehungen aufzubauen. Oft werden Beziehungspartner zunächst idealisiert (Sie denken nur Gutes von Ihrem Partner wie: »Das ist jemand, der mich verstehen und mich von der Krankheit erlösen wird«). Wenn der Beziehungspartner diese idealen Maßstäbe aber auf irgendeine Weise verfehlt (was jeder Mensch früher oder später tun wird), können die Empfindungen vollkommen umschlagen und sogar in Hass münden.

Menschen mit emotionaler Instabilität haben große Schwierigkeiten, eine Beziehung so zu stabilisieren, dass sie eine emotionale Krise überdauert. Als Reaktion darauf neigen viele Betroffene dazu, sich um zweckgebundene Pseudobeziehungen zu bemühen, um eigene Bedürfnisse zu befriedigen und sich vor Schmerz und Einsamkeit zu schützen. Dabei fehlt die in förderlichen und wachsenden Beziehungen übliche Intimität, die mit freiwilligem Geben und Nehmen einhergeht. Stattdessen werden die Ziele durch Überreden, Flehen, formale Anfragen oder hartnäckiges Bitten erreicht. Dies lässt dem Beziehungspartner nicht die freie Wahl. Statt zum Geben und Nehmen wird die Beziehung zu einem steten Wechsel von Heranzerren und Wegstoßen. Die dadurch entstehende Intensität der Beziehung kann als Nähe innerhalb einer von beiden Partnern frei gewählten Beziehung missverstanden werden.

Am Ende werden diese zweckgebundenen Beziehungen Sie leer und die anderen ausgelaugt zurücklassen.
Es gibt mehrere Faktoren, die der Entwicklung einer intimen Beziehung im Wege stehen können. Dazu gehören:

1. ein Mangel an sozialen Fertigkeiten.

2. Befürchtungen, nicht akzeptiert zu werden, eine gute Beziehung nicht zu verdienen, oder Zweifel an der Fähigkeit, eine Beziehung aufzubauen und zu erhalten.

3. intensive Gefühle, besonders Angst, Enttäuschung, Wut und Schuld.

4. Unentschlossenheit.

5. das Umfeld – machtvolle oder bedrohliche Menschen.

Sie sollten sich auf die emotionalen Ereignisse vorbereiten, die im Rahmen einer Beziehung zu erwarten sind. Das heißt, Sie sollten:

- die Fertigkeiten »Distanz finden«, »Kommunizieren« usw. anwenden;
- Ihre eigenen Erwartungen kennen;
- dem Beziehungspartner die Wahl lassen, ob er die Beziehung eingehen bzw. weiterführen will;
- Verantwortung für Ihre Krankheit übernehmen;
- das Helferteam einbeziehen
- und klar sein (nicht aggressiv).

Der fortlaufende Gebrauch des Gefühlskalenders sowie der Fertigkeiten »Distanz finden«, »Kommunizieren«, »Hinterfragen« usw. ist wichtig, um eine Beziehung zu handhaben. Aber auch die Fähigkeiten, sich Ziele zu setzen und Probleme zu lösen, sind Voraussetzungen für ein harmonisches Zusammenleben.

Zwischenmenschliche Beziehungen gestalten

Die Ziele beim Gestalten von Beziehungen sind:

1. auf eine Art mit anderen in Kontakt zu treten, bei der Sie sich kompetent und wirkmächtig fühlen und nicht hilflos und abhängig;

2. das Lösen zwischenmenschlicher Konflikte;

3. für sich selbst geradezustehen, für Ihre Überzeugungen und Auffassungen, damit diese ernst genommen werden;

4. Nein zu sagen bei für Sie inakzeptablen Forderungen.

Denken Sie darüber nach, wie viel Sie für Ihre Beziehung tun, weil Sie es wollen, und wie viel, weil Sie denken, Sie sollten. Versuchen Sie »Wollen« und »Sollen« ins Gleichgewicht zu bringen. Wenn Sie sich überfordert fühlen, dann
weisen Sie weniger wichtige Bitten oder Forderungen zurück. Bitten Sie andere um Hilfe und sagen Sie Nein, falls notwendig. Wenn Sie nicht genug zu tun haben, dann schaffen Sie sich neue Verantwortungsfelder, bieten Sie anderen Ihr Engagement an.

Beziehungen zu pflegen bedeutet:

1. Kränkungen und Probleme sich nicht anhäufen zu lassen;

2. Beziehungsfertigkeiten zu nutzen, um Probleme zu verhindern;

3. hoffnungslose Beziehungen zu beenden;

4. Konflikte zu lösen, bevor sie einen überwältigen.

Eine gute Beziehung einzugehen und zu bewahren, schließt ein:

1. auf eine Weise zu handeln, dass die andere Person Sie weiterhin mag und respektiert;

2. das Abwägen kurzfristiger Ziele im Hinblick auf den Wert einer langfristigen Beziehung.

Stellen Sie sich folgende Fragen:

1. Was muss ich tun, um diese Beziehung aufzubauen und zu erhalten?

2. Was möchte ich in Bezug auf mich selbst fühlen, nachdem die Interaktion stattgefunden hat?

3. Was muss ich tun, damit ich so fühle?

4. Was möchten Sie, soll die andere Person nach der Interaktion in Bezug auf Sie fühlen?

Es ist wichtig, den Beziehungspartner über die Art Ihrer Krankheit aufzuklären und darüber, wie eine emotionale Krise abläuft. Diese Ehrlichkeit ist absolut notwendig, um eine enge und intime Beziehung aufzubauen. Formulieren Sie ein oder zwei Sätze, mit denen Sie anderen (mit denen Sie eine nähere Beziehung entwickeln wollen) Ihre Krankheit erklären können. Zum Beispiel: »Wenn ich eine Krise habe, bin ich nicht in der Lage, die Intensität meiner Gefühle zu beeinflussen. Ich bin aber dafür verantwortlich, die Symptome meiner Krankheit im Zaun zu halten. Unsere Beziehung ist mir wichtig. Deshalb will ich auch von Anfang an ehrlich zu dir sein.«

Ich habe eine Krankheit namens: ______________________________

Einige Symptome sind: ______________________________

Ich habe eine Krise, wenn meine Gefühle: ______________________________

____

____

Sie sollten jederzeit die Gefühle identifizieren – und dazu **Distanz finden** –, die Sie bei einer Interaktion mit anderen Personen empfinden. Sind Sie wütend, verzweifelt, ängstlich? Sind Sie verwirrt oder empfinden Sie Schmerz? Diese Emotionen werden Ihren Umgang mit anderen Personen beeinflussen.

Kommunizieren Sie/teilen Sie mit, was Sie von dem anderen Menschen erwarten. Wollen Sie tief in Ihrem Innern, dass der andere Ihnen in Bezug auf Ihre Emotionen hilft? Glauben Sie, dass der andere Ihnen Abhilfe und Erleichterung verschaffen kann? Solche Erwartungen können schnell zur Enttäuschung in Ihrer Beziehung führen. Fragen Sie sich, ob Sie von den meisten Ihrer Beziehungen enttäuscht sind. Manche Erwartungen sind auch eine Art Hilferuf an andere, den kommenden Sturm aufzuhalten – die Krankheit zu heilen. Das können andere nicht. Dies ist ein guter Zeitpunkt, das Helferteam um Rückmeldung zu bitten.

Nutzen Sie Ihre Fertigkeit zur **Problembewältigung**, um Ihre Herangehensweise zu ändern, Beziehungen durch Bedrängen des anderen erzwingen zu wollen. Räumen Sie dem anderen die Wahl ein, ob er eine Beziehung mit Ihnen eingehen will oder nicht. Die Freiheit, eine Wahl zu treffen, stärkt das Fundament einer Beziehung. Die freie Entscheidung des anderen, mit Ihnen eine Beziehung einzugehen, zeugt davon, dass er wirklich mit Ihnen zusammen sein will. Dies ist das Kennzeichen einer gegenseitigen und engen Beziehung – jeder gibt, weil er es will.

Sie müssen die Vorstellung **hinterfragen**, dass die Bürde der Verantwortung für die Beziehung auf den Schultern von anderen liegt. Sie tragen die Verantwortung dafür, mit Ihrer Krankheit umzugehen. Erlauben Sie anderen, den Weg mit Ihnen gemeinsam zu beschreiten und Sie zu unterstützen. Vermitteln Sie anderen, was Sie gelernt haben, vergessen Sie aber nicht, dass die Verantwortung für den Umgang mit der Krankheit letzten Endes bei Ihnen liegt. Niemand kann Sie vor Wut, Angst, Schmerz oder Hoffnungslosigkeit retten.

Zwischenmenschliche Wirksamkeit

Wir Menschen sind Gemeinschaftswesen. Die meisten von uns fühlen sich unglücklich und unvollkommen, wenn Sie zu lange allein sind. Wir sind dazu geschaffen, miteinander in Kontakt zu treten. Aber eine gesunde Beziehung kann harte Arbeit bedeuten.

Emotional instabile Menschen haben oft Schwierigkeiten, mit anderen auszukommen, und das aus einer Vielzahl von Gründen:

- mangelnde Fertigkeiten, mit einer bestimmten Beziehung umzugehen;
- Mangel an Erfahrung oder Engagement;
- Angst davor, verletzt zu werden;
- mangelndes Selbstbewusstsein oder Selbstvertrauen;
- Schwierigkeiten, Grenzen zu setzen;
- nicht wissen, was man von einer Beziehung will;
- eine einschüchternde oder bedrohliche Umgebung;
- ungünstige Schemas in Bezug darauf, was andere Menschen von einem halten;
- starke Emotionen;
- zu hohe oder zu niedrige Erwartungen;
- Sarkasmus;
- der Glaube, dass man anderen nur wenig zu bieten hat;
- sich anderen zu schnell nähern;
- Schwierigkeit, nahestehende Menschen mir anderen Personen zu »teilen«;
- andere idealisieren;
- zu viel emotionale Distanz aufrechterhalten.

Was sind Gründe für Ihre Schwierigkeiten, in Beziehung zu anderen zu treten?

Zwischenmenschliche Wirksamkeit ist ...

1. in einer Beziehung die eigenen Wünsche umzusetzen.
- sich weigern, etwas tun, was man nicht tun möchte
- dafür sorgen, dass die eigene Ansicht ernst genommen wird
- berechtige Ansprüche vertreten
- den anderen dazu bewegen, etwas für einen zu tun
- anderes ...

2. eine Beziehung aufrechtzuerhalten und zu genießen.
- von anderen respektiert werden
- andere respektieren
- zwischenmenschliche Konflikte bewältigen
- vernünftige Grenzen setzen und aufrechterhalten
- in einer Beziehung man selbst bleiben
- die anderen so akzeptieren, wie sie sind
- den Grad an Intimität entwickeln, den man für diese Beziehung anstrebt
- anderen das zu geben, was sie brauchen in der Beziehung
- anderes ...

3. das eigene Selbstwertgefühl und Selbstvertrauen zu bewahren und zu verbessern.
- sich bestätigt fühlen, wenn man etwas mit dem anderen teilt
- auf eine Weise handeln, dass man sich fähig und wirkmächtig fühlt
- die eigenen Wertvorstellungen und Überzeugungen respektieren
- die Wertvorstellungen und Überzeugungen der anderen respektieren
- sich sicher und kompetent in Beziehungen fühlen
- anderes ...

4. die eigenen Rechte in einer Beziehung kennen:
- Respekt,
- geben und nehmen,
- sich bestätigt fühlen beim Teilen,
- Arbeit teilen,
- anderes …

Wenn Sie eine Krise haben, während Sie mit jemand zusammen sind, den Sie sehr schätzen

1. Wie kann ich Distanz finden?

2. Wie kann ich der anderen Person vermitteln/kommunizieren: »Im Moment bin ich ...«:

3. Sagen Sie, dass Sie die Beziehung schützen wollen.

4. Sagen Sie, was Sie von der anderen Person gerne hätten.

5. Betonen Sie Ihre Verantwortung dafür, mit Ihrer Krankheit umzugehen.

6. Lassen Sie dem anderen Menschen eine Wahl.

7. Planen Sie Ihre gemeinsame Zeit neu. Halten Sie sich einen Notfallplan bereit. »Ich glaube, das Sicherste, was ich jetzt tun kann, ist ...«:

Oder gehen Sie gemeinsam einer ablenkenden Aktivität nach. »Lass uns ...«:

»Aber lass uns nicht auf meine Krankheit eingehen.«

Warnsignale für eine schädliche oder missbräuchliche Beziehung

Täter ...

sind in anderen Beziehungen nicht gewalttätig (z.B. Freunde, bei der Arbeit);
haben rigide traditionelle Ansichten über Geschlechtsrollen und Erziehung;
tendieren dazu, nur ihre eigenen Bedürfnisse wahrzunehmen;
sind gewöhnlich nicht psychisch krank und daher verantwortlich für ihr Handeln;
haben häufig ein schlechtes Selbstbild;
sind unfähig, ihre Gefühle auf konstruktive Weise verständlich zu machen;
neigen unter Alkoholeinfluss zu Gewalt;
genießen Gewaltdarstellungen in den Medien;
genießen Pornografie;
verleugnen die Existenz und das Ausmaß ihrer Gewalttätigkeit;
beschuldigen das Opfer, die Gewalthandlung provoziert zu haben;
sind impulsiv;
sind womöglich emotional abhängig vom Partner;
sind selbstbezogen;
isolieren und monopolisieren ihren Partner;
sind besitzergreifend und schnell eifersüchtig;
verursachen seelische und körperliche Erschöpfung;
drohen;
zeigen gelegentlich Milde und Gunstbeweise bei Willfährigkeit;
machen Versprechungen, sich in der Zukunft zu ändern und zu bessern;
handeln, als wären sie sehr mächtig;
setzen andere herab;
erzwingen triviale Ansprüche;
werden weiterhin so handeln, bis ernsthafte Konsequenzen ihres Verhaltens sichtbar werden.

Opfer ...

leiden lange;
sind deprimiert;
sind finanziell und emotional abhängig;
sind sehr empfänglich für Unterstützung;
sind unsicher bezüglich ihrer eigenen Bedürfnisse;
haben ein geringes Selbstwertgefühl;
isolieren sich;
interpretieren das isolierende Verhalten des Täters als beschützend und fürsorglich;
akzeptieren die Schuld für das Verhalten des Täters.

Mythen über zwischenmenschliche Beziehungen

1. Niemand wird mich je lieben können, nachdem er mich näher kennenlernt hat. Korrektur:

2. Jemanden um Hilfe zu bitten bedeutet, dass ich schwach bin. Korrektur:

3. Wenn ich Fehler mache, heißt das, dass ich schlecht bin. Korrektur:

4. Nein zu jemand zu sagen ist egoistisch. Korrektur:

5. Ich kann andere nicht um etwas bitten, bis ich weiß, dass sie Ja sagen werden. Korrektur:

6. Ich verdiene es nicht, das zu bekommen, was ich will oder brauche. Korrektur:

7. Jemand zu fragen, ob er etwas für mich tun kann, ist selbstsüchtig. Korrektur:

8. Ich sollte meine Bedürfnisse und Wünsche für das Wohl anderer opfern. Korrektur:

9. Niemand wird je mich da sein. Niemand wird meinen Bedürfnissen gerecht werden. Korrektur:

10. Wenn sich jemand über mich ärgert, heißt das, ich bin schlecht. Korrektur:

11. Ich brauche jemanden, auf den ich mich verlassen kann. Ich kann allein nicht zurechtkommen. Korrektur:

12. Menschen werden mir wehtun. Ich muss mich schützen. Korrektur:

13. Wenn ich es nicht selbst regeln kann, bin ich unfähig.Korrektur:

14. Letzen Endes werde ich allein sein. Korrektur:

15. Man kann anderen nicht trauen. Sie werden immer nur versuchen, mich auszunutzen. Korrektur:

16. Ich kann mich anderen nicht nähern, weil sie mich früher oder später verlassen werden. Korrektur:

17. Niemand versteht mich, weil ich anders bin. Korrektur:

18. Ich sollte anderen ihren Willen lassen, um den Frieden zu erhalten. Korrektur:

19. Konflikte sind schlecht und sollten stets vermieden werden. Korrektur:

20. Wenn mein Partner mich wirklich lieben würde, würde er wissen, was ich brauche. Korrektur:

21. Wenn mein Partner ärgerlich über mich ist, bedeutet es, dass er mich nicht liebt. Korrektur:

22. Wenn Menschen sich wirklich lieben, brauchen sie nicht an ihrer Beziehung zu arbeiten. Korrektur:

23. Mein Partner tut mir weh, weil er gemein ist. Korrektur:

Ermutigendes zu zwischenmenschlichen Beziehungen

Beispiele: Ich kann bestimmen, wo ich meinen Beziehungen Grenzen setzen will. Meine Bedürfnisse sind so wichtig wie die der anderen.

1. __________
2. __________
3. __________
4. __________
5. __________
6. __________
7. __________
8. __________
9. __________
10. __________
11. __________
12. __________
13. __________
14. __________
15. __________
16. __________
17. __________
18. __________
19. __________
20. __________

Lösen von Beziehungsproblemen

1. Nennen Sie das Problem und beginnen Sie dabei mit einer positiven Aussage.
   - Wer, was, wo, wann, wie, warum

2. Seien Sie genau, wenn Sie das Problem beschreiben.
   - Was ist das Problem?
   - Was ist nicht das Problem?

3. Machen Sie Ihre Gefühle verständlich.

4. Gestehen Sie zuerst Ihre Rolle bei dem Problem ein.

5. Seien Sie in Ihrer Beschreibung kurz.

6. Konzentrieren Sie sich allein auf das, was beobachtet werden kann.

7. Diskutieren Sie nur ein Problem auf einmal.

8. Seien Sie neutral statt negativ.
   - Bewahren Sie sich die hoffnungsvolle Erwartung, dass eine Lösung gefunden werden kann.

9. Geben Sie die Aussagen des anderen über das Problem wieder.

10. Suchen Sie nach Lösungen.
    - Machen Sie ein Brainstorming zu Lösungsmöglichkeiten, auch wenn diese Ihnen zunächst lächerlich erscheinen, also ohne zu werten.
    - Je mehr Möglichkeiten Sie finden, umso besser.
    - Versuchen Sie, sich als Partner zu sehen, nicht als Gegner.

11. Achten Sie auf Gegenseitigkeit und Kompromisse.

12. Verständigen Sie sich auf eine Lösung.
    - Seien Sie präzise darin, wie die Lösung zu erreichen ist.
    - Finden Sie Gedächtnishilfen für den Weg bis zur Lösung.
    - Schreiben Sie sich die Lösung auf, damit keine Missverständnisse aufkommen.
    - Bestimmen Sie, wie Sie feststellen können, dass das Problem zufriedenstellend gelöst worden ist.

13. Vereinbaren Sie einen Zeitpunkt, zu dem Sie die Lösung bewerten.
    - Seien Sie offen für Neuverhandlungen.

Sie wissen, dass Sie Ihre Fertigkeit »Gestalten von Beziehungen« nutzen, wenn …

1. Sie förderliche, haltgebende Beziehungen haben.
2. sich Ihre Verständigung mit Familie, Freunden und Arbeitskollegen verbessert.
3. Sie selbstsicher sind, statt aggressiv oder passiv.
4. Sie gewillt sind, Konflikte konstruktiv zu lösen.
5. Sie Grenzen setzen und aufrechterhalten.
6. Sie sich von negativen Beziehungen, Arbeitsverhältnissen und Situationen lösen.
7. Sie sich nicht mehr für die Gefühle anderer verantwortlich fühlen.
8. Sie verstehen, dass andere nicht Ihre Gedanken lesen können. Um fair zu sich und anderen zu sein, müssen Sie daher die anderen um das bitten, was Sie brauchen.

Was fanden Sie in dieser Sitzung besonders hilfreich?

19. Woche: Zwischenmenschliche Beziehungen, Teil 2

Ablauf der Woche:

Grenzen

Ausfüllen des Best-Bogens und Notieren der Werte in der Best-Kurve

Entspannungsübung

Gefühlskalender – sich selbst einschätzen lernen

- Wie häufig sind die einzelnen Spannungsgrade in der Woche aufgetreten?

Fertigkeiten-Dokumentation

- Welche Fertigkeiten haben Sie angewendet?

Besprechen der Ziele für Essen, Schlafen, Bewegung, Freizeit, körperliche Gesundheit, Vermeiden von selbstschädigendem Verhalten und Gestalten von Beziehungen

- Nachbesprechen von »Mythen über zwischenmenschliche Beziehungen«
- Nachbesprechen von »Ermutigendes zu zwischenmenschlichen Beziehungen«

Bereich 8: Zwischenmenschliche Beziehungen (Fortsetzung)

- Grenzen
- Übung: Freundes- und Bekanntenkreis
- Übung: Gegenwärtige Grenzen
- Übung: Ideale Grenzen

Hausaufgaben:

[ ] Ausfüllen der Fertigkeiten-Dokumentation

[ ] Nutzen Sie den Gefühlskalender jeden Tag. Auf welchen Ebenen befinden Sie sich während der Woche? Beschreiben Sie:

- die Situation,
- Ihre Gefühle,
- Ihre körperlichen Empfindungen,
- Ihre Gedanken,
- welche Schemas Ihren Gedanken zugeordnet werden können,
- Ihre Handlungsimpulse,
- Ihr Verhalten.

[ ] Beobachten Sie diese Woche Ihre Grenzen, während Sie mit anderen Personen in Kontakt treten.

[ ] Ausfüllen des Schema-Fragenbogens

[ ] Ausfüllen der Gruppenevaluation

Sie wissen, dass Sie Ihre Fertigkeit »Gestalten von Beziehungen« nutzen, wenn ...

1. Sie förderliche, haltgebende Beziehungen haben.
2. sich Ihre Verständigung mit Familie, Freunden und Arbeitskollegen verbessert.
3. Sie selbstsicher sind, statt aggressiv oder passiv.
4. Sie gewillt sind, Konflikte konstruktiv zu lösen.
5. Sie Grenzen setzen und aufrechterhalten.
6. Sie sich von negativen Beziehungen, Arbeitsverhältnissen und Situationen lösen.
7. Sie sich nicht mehr für die Gefühle anderer verantwortlich fühlen.
8. Sie verstehen, dass andere nicht Ihre Gedanken lesen können. Um fair zu sich und anderen zu sein, müssen Sie daher die anderen um das bitten, was Sie brauchen.

Bitte vergessen Sie nicht, sich vor jeder Sitzung bei der Gruppenleitung anzumelden.
Vergessen Sie auch nicht das Arbeitsbuch und die Hausaufgaben!

Bereich 8: Zwischenmenschliche Beziehungen (Fortsetzung)

Grenzen

Grenzen sind Schranken, die man im Umgang mit anderen errichtet. Diese Grenzen oder Regeln sind üblicherweise vom Grad der Nähe in der Beziehung abhängig. Grenzen können sich etwa darauf beziehen, wie weit Sie sich einer anderen Person körperlich nähern wollen, welche Art von Informationen Sie jemandem geben oder welchen Aktivitäten Sie zusammen mit einem Menschen nachgehen wollen. Wenn sich zum Beispiel zwei Menschen dazu entschlossen haben, eine intime Beziehung miteinander einzugehen, so werden sie sich wahrscheinlich sowohl körperlich als auch emotional sehr nahe kommen und ihre Gefühle sowie ihre persönlichen Angelegenheiten einander mitteilen. Bei einem Fremden wäre solch ein Verhalten nicht angebracht.

Wenn Sie nicht mit solchen von anderen Menschen respektierten Grenzen aufgewachsen sind, ist es womöglich schwierig für Sie, feste Grenzen zu setzen, die es Ihnen erlauben würden, sich in Gegenwart anderer sicher und wohl zu fühlen. Sie haben dann Probleme, anderen Schranken aufzuzeigen, und lassen sich regelmäßig ausnutzen oder willigen ein, etwas zu tun, was Sie nicht tun wollen. Auf der anderen Seite kann es auch sein, dass Sie sich hinter hohen Mauern oder unflexiblen Grenzen verschanzen, die wichtige Menschen davon abhalten, sich Ihnen zu nähern.

Neue, förderliche Grenzen vermitteln Ihnen ein Gefühl von emotionaler und körperlicher Sicherheit und ermöglichen es Ihnen, sowohl wirkmächtig als auch angemessen mit anderen Menschen umzugehen. Klare Grenzen zu setzen bedeutet, die Grenzen in den jeweiligen Beziehungen zu kennen und sie anderen verständlich machen zu können.

Die folgenden Übungen sollen Ihnen helfen, Ihre momentanen Grenzen in Bezug auf andere Menschen zu identifizieren und sich darüber klarzuwerden, wo Sie diese Grenzen am liebsten hätten.

Gesunde Grenzen entwickeln

Wir alle entwickeln im Laufe des Erwachsenwerdens gesunde und ungesunde Grenzen. Beziehungen sind dynamisch und verändern sich oft. Grenzen beziehen sich auf die Schranken, die wir uns in Beziehungen errichten. Sie bestimmen, wie weit wir anderen erlauben, sich uns zu nähern. Gesunde Grenzen sind klar definiert und werden von allen Personen in einer Beziehung verstanden. Gesunde Grenzen vermitteln ein Gefühl von Sicherheit und Wohlergehen, emotional, körperlich und sexuell.

Menschen mit emotionaler Instabilität haben oft Schwierigkeiten, zwischen sich und anderen Menschen Grenzen zu ziehen. Dies kann für alle Beteiligten verwirrend sein und zu Enttäuschungen führen. Die Probleme, gesunde Grenzen zu setzen, sind häufig Resultat eines Kindheitstraumas, wenn Bezugspersonen den eigenen Raum nicht respektierten, oder Folge von ungünstigen Familienverhältnissen, in denen es keine gesunden Grenzen gab oder aber Grenzen sehr streng und starr waren

.

Menschen mit gesunden Grenzen …

setzen Grenzen und sind sich dessen bewusst;
wissen, was sie tun wollen und was nicht;
wissen, was sie anderen zu tun erlauben und was nicht;
interagieren mit anderen auf wirksame und förderliche Weise;
übernehmen keine Verantwortung, die bei anderen liegt;
erlauben anderen nicht, in ihren persönlichen Raum einzudringen;
dringen nicht in den Raum anderer ein;
fühlen sich sicher und ruhig.

Menschen mit ungesunden Grenzen …

wissen nicht, was sie mit anderen teilen können;
lassen sich von anderen verletzen;
haben Schwierigkeiten, anderen zu vertrauen, selbst bei vertrauenswürdigen Personen, oder
sind zu vertrauensselig;
erlauben anderen nicht, sich ihnen zu nähern;
erlauben anderen, ihnen zu nahezukommen und über ihr Leben zu bestimmen;
pendeln hin und her zwischen verstrickt und distanziert;
haben schlecht definierte persönliche Schranken;
bürden sich zu viel Verantwortung auf, besonders diejenige, die bei anderen liegt;
sind zu tolerant gegenüber unangemessenem Verhalten oder
sind zu intolerant gegenüber unangemessenem Verhalten;
sind normalerweise unglücklich mit ihren Beziehungen;
fühlen sich schutzlos und verletzlich.

Übung: Freundes- und Bekanntenkreis

Schreiben Sie Ihren Namen ins Zentrum des Kreises. Schreiben Sie die Namen von Bekannten und Freunden, die für Sie hilfreich sind, in die anderen Kreise. Platzieren Sie dabei die Namen derer, die Ihnen besonders nahestehen, in den Kreis direkt neben Ihrem Namen und diejenigen, die Ihnen am wenigsten nahestehen, in den äußersten Kreis.

Welche Grenzen müssen Sie den Menschen, die Ihnen am nächsten stehen, setzen?

Welche Grenzen müssen Sie den Menschen, die Ihnen am wenigsten nahestehen, setzen?

Übung: Gegenwärtige Grenzen

Zeichnen Sie ein Bild von sich selbst in der Mitte dieser Seite. Malen Sie Bilder oder schreiben Sie die Namen von Personen, die Ihnen wichtig sind. Ziehen Sie Grenzen zwischen sich und diesen Personen. Sie können dazu Linien benutzen (dick, dünn, verbunden, zerbrochen usw.) oder Bilder (Wände, Zäune usw.)

Beschreiben Sie den anderen Gruppenmitgliedern Ihre Grenzen.

Wie fühlen Sie sich innerhalb dieser Grenzen in den einzelnen Beziehungen?

Übung: Ideale Grenzen

Zeichnen Sie ein Bild von sich selbst in der Mitte dieser Seite. Malen Sie Bilder oder schreiben Sie die Namen von Personen, die Sie im vorherigen Bild aufgeführt haben. Ziehen Sie jetzt die Grenzen auf die Weise, wie Sie sie am liebsten hätten.

Beschreiben Sie den anderen Gruppenmitgliedern die von Ihnen gewünschten Grenzen. Inwiefern unterscheiden sich diese neuen Grenzen von denen oben?

Wie würden Sie sich innerhalb der neuen Grenzen fühlen?

Wie würden Ihre Beziehungen durch die neu gesetzten Grenzen beeinflusst werden?

Was können Sie tun, um die neuen Grenzen zu etablieren?

Sie wissen, dass Sie Ihre Fertigkeit »Gestalten von Beziehungen« nutzen, wenn ...

1. Sie förderliche, haltgebende Beziehungen haben.

2. sich Ihre Verständigung mit Familie, Freunden und Arbeitskollegen verbessert.

3. Sie selbstsicher sind, statt aggressiv oder passiv.

4. Sie gewillt sind, Konflikte konstruktiv zu lösen.

5. Sie Grenzen setzen und aufrechterhalten.

6. Sie sich von negativen Beziehungen, Arbeitsverhältnissen und Situationen lösen.

7. Sie sich nicht mehr für die Gefühle anderer verantwortlich fühlen.

8. Sie verstehen, dass andere nicht Ihre Gedanken lesen können. Um fair zu sich und anderen zu sein, müssen Sie daher die anderen um das bitten, was Sie brauchen.

Was fanden Sie in dieser Sitzung besonders hilfreich?

Gruppenevaluation

1. Bei wie vielen wöchentlichen Gruppensitzungen waren Sie anwesend?

2. War die Zeitspanne (jeweils zwei Stunden, 20 Wochen) zu kurz, zu lang oder genau richtig?

3. Wie hat sich Ihr Verständnis der Borderline-Persönlichkeitsstörung (emotionale Instabilität) verändert im Vergleich zu der Zeit, bevor die Gruppe anfing?

4. Fanden Sie das Arbeitsmaterial nützlich?

5. Inwiefern haben Ihnen die Gruppensitzungen geholfen, mit Schwierigkeiten besser umzugehen?

6. Wie weit stimmte Ihr persönlicher Therapeut oder Ihre Therapeutin dem zu, was Sie in der Gruppe vermittelt bekommen haben?

7. Wie hilfreich war die Rückmeldung des Helferteams zu den Fertigkeiten?

8. Was denken andere jetzt darüber, wie Sie Ihre Probleme meistern, im Gegensatz zu früher?

9. Was war insgesamt in diesem Programm für Sie hilfreich?

10. Was war nicht hilfreich?

12. Inwieweit hat sich Ihr Leben durch das Programm verändert?

13. Gibt es irgendetwas, was wir tun können, um das Programm zu verbessern?

14. Was hätten Sie gerne im Programm ergänzt, verändert oder weggelassen?

20. Woche: Zusammenfassung

Ablauf der Sitzung:

Ausfüllen des Best-Bogens und Notieren der Werte in der Best-Kurve

Entspannungsübung

Gefühlskalender – sich selbst einschätzen lernen

- Wie häufig sind die einzelnen Spannungsgrade in der Woche aufgetreten?

Fertigkeiten-Dokumentation

- Welche Fertigkeiten haben Sie angewendet?

Besprechen der Übungen zu zwischenmenschlichen Grenzen

Auswerten der Best-Kurve

Schema-Fragebogen

Gruppenevaluation

Was kommt als Nächstes?

Gratulieren Sie sich selbst nach 20 Wochen harter Arbeit!

Optionale Sitzung: Die Ferien

Viele Menschen empfinden die Ferien als die stressreichste Zeit des Jahres, sogar dann, wenn Sie nicht unter emotionaler Instabilität leiden. Stress während der Ferien kann verschiedene Ursachen haben.

Freunde und Verwandte: Oft wird der Urlaub zusammen mit Freunden oder Verwandten verbracht. Das Ergebnis ist eine Gruppe von Menschen, die keine Routine darin entwickelt haben, gemeinsam zu leben und miteinander Zeit und Raum zu teilen. Manche dieser Beziehungen sind vielleicht in der Vergangenheit schwierig gewesen oder sie sind es immer noch.

Verpflichtungen: Der Versuch, geeignete Urlaubsmitbringsel mit einem begrenzten Budget zu finden, unterschiedlichen sozialen Verpflichtungen gerecht zu werden und die Erwartungen anderer zu erfüllen, erzeugt Stress und kann die emotionale Labilität steigern.

Erwartungen: Menschen glauben oft, dass ihr Urlaub perfekt sein müsse, dass entsprechende angenehme Ereignisse damit einhergehen oder dass sich all ihre Wünsche erfüllen müssten. Die Feststellung, dass die Realität den Erwartungen nicht entspricht, kann zu Stress führen.

Verspüren Sie eine gesteigerte emotionale Labilität während der Ferienzeit?

Wann ist es am wahrscheinlichsten, dass Sie eine Zunahme der emotionalen Labilität bemerken?

Welche Situationen steigern Ihre emotionale Labilität während der Ferien?

Welche Personen hängen mit dieser Zunahme der emotionalen Labilität zusammen? (Geben Sie jeweils die Rolle an, keine Namen. Etwa: Mutter, Bruder/Schwester, Chef)

Welche anderen Faktoren sind in den Ferien wirksam, die sonst nicht bedeutsam sind?

Welche Strategien zur Problembewältigung waren in der Ferienzeit bisher hilfreich?

Welche Fertigkeiten haben Sie bisher gelernt, von denen Sie denken, dass sie das Risiko einer emotionalen Krise während der Ferien mindern könnten?

Listen Sie Dinge auf, die in Ihrer Urlaubszeit einen positiven Effekt auf Ihre Stimmung und Gesundheit haben (zum Beispiel: Geschenke besorgen, Mahlzeiten vorbereiten, soziale Aktivitäten, Auszeit von der Arbeit).

Zusätzlich zu den Fertigkeiten, die Sie gelernt haben, sind für Sie vielleicht auch die folgenden Tipps zur Gestaltung der Ferien nützlich:

- Sagen Sie, was Sie wollen und was wichtig für Sie ist, um sich auf die Ferien zu freuen.
- Finden Sie heraus, was für die Freude anderer auf die Ferien wichtig ist.
- Besprechen Sie mit Ihren Miturlaubern, wie Sie die Ferien auskosten werden. Denken Sie daran, dass die Ferienzeit oft Menschen mit verschiedenen Familientraditionen zusammenbringt.
- Teilen Sie die Arbeit/Verantwortung. Manche Menschen können die notwendige Arbeit gut überschauen, andere brauchen Erinnerungsstützen und Terminplanung. Zum Beispiel können die Frauen für das Mittagessen zuständig sein, während die Männer das Abendessen zubereiten und die Kinder den Abwasch machen.
- Genießen Sie die Gegenwart. Anstatt darüber zu grübeln, wie wenig Ihr Urlaub Ihren Vorstellungen entspricht, versuchen Sie, Möglichkeiten zu finden, um der Realität etwas Gutes abzugewinnen.
- Setzen Sie Grenzen und respektieren Sie die Grenzen anderer. Entscheiden Sie sich für Ihre eigenen Grenzen und halten Sie an ihnen fest. Sogar für nahe Freunde und Familienmitglieder gibt es Grenzen, solange sie Ihre Umgebung teilen. Machen Sie gelegentlich eine Pause von den anderen. Menschen brauchen auch mal Zeit für sich.

Welcher der Tipps ist wohl für Sie bei der Bewältigung der emotionalen Instabilität am hilfreichsten?

Autorinnen und Autoren

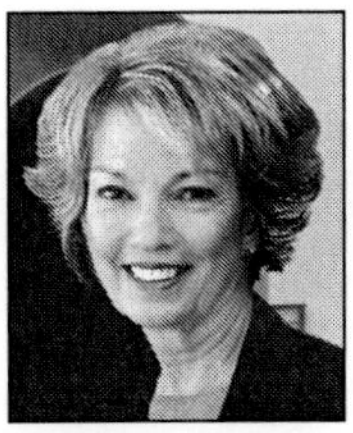

Nancee S. Blum, MSW, ist Klinikerin und Forscherin am Institut für Psychiatrie der Universität von Iowa. Sie lehrt zudem am College of Medicine, College of Nursing und an der School of Social Work. Ihr berufliches Interesse gilt u. a. der Borderline-Persönlichkeitsstörung und der Zwangsstörung. Sie arbeitet für die Scientific Advisory Boards of TARA (Treatment and Research Advancements in Personality Disorders) sowie für die National Obsessive-Compulsive Foundation. Sie leitet in den USA und auch international regelmäßig Workshops zu psychiatrischen Themen.

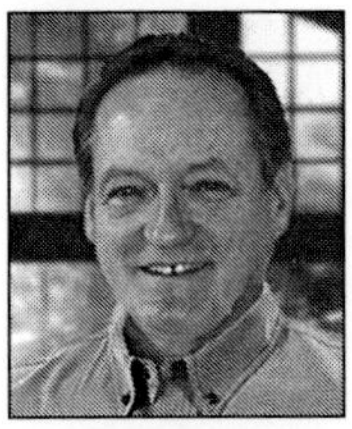

Norman E. Bartels, MA, MPA, arbeitet als Programm-Manager beim DuPage County Health Department, wo er psychiatrische Rehabilitations- und Wohnungsbeschaffungsprogramme überwacht. Bereits früh interessierte er sich für die Betreuung von Menschen mit Borderline-Persönlichkeitsstörung. Um die Krankheit besser verstehen zu können, traf er sich zwei Jahre lang wöchentlich mit acht Betroffenen. Während dieser Zeit prägte er den Begriff »Emotional Intensity Disorder«, der nach der Meinung Betroffener die Krankheit zutreffender beschreibt.

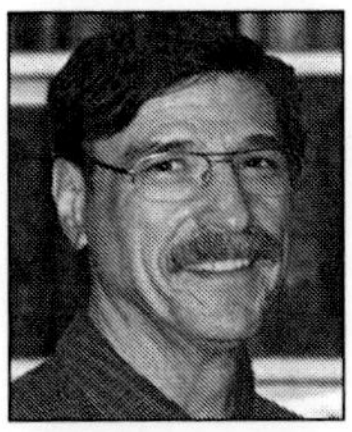

Don St. John, MA, PA, trat 1995 dem Institut für Psychiatrie der Universität von Iowa bei, wo er sich der ambulanten psychiatrischen Behandlung von erwachsenen Patienten widmet. Er hat ein besonderes Interesse an der Behandlung von Menschen mit BPS, mit behandlungsresistenten Depressionen und von Erwachsenen mit ADHS.

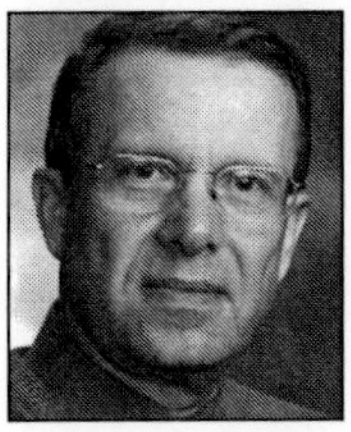

Bruce M. Pfohl, MD, lehrt Psychiatrie am College of Medicine der Universität von Iowa. Bereits seit langem interessiert er sich für die Diagnose und Bewertung von Persönlichkeitsstörungen und wie Persönlichkeitsstörungen Verlauf und Folgen anderer psychiatrischer Krankheiten beeinflussen. Er nahm teil an der American Psychiatric Association's Personality Disorder Workgroup, die verantwortlich für die Revision des Abschnitts zu Persönlichkeitsstörungen im DSM-IIIR, DSM-IV und DSM-IV-TR war.

Übersetzung und Bearbeitung

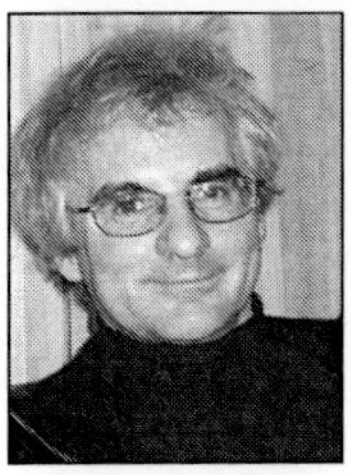

Ewald Rahn, Dr. med., Arzt für Nervenheilkunde und Psychotherapeutische Medizin, ist stellvertretender ärztlicher Direktor der Westfälischen Klinik Warstein.
Er hat zwei Bücher über Borderline veröffentlicht und sich (nicht nur) dadurch einen Namen als Borderline-Experte gemacht.
Gemeinsam mit Dr. Ursula Herrmann hat er STEPPS bearbeitet und die Trainerausbildung entwickelt. Sie sind Gründungsmitglieder des Dachverbandes STEPPS e.V.

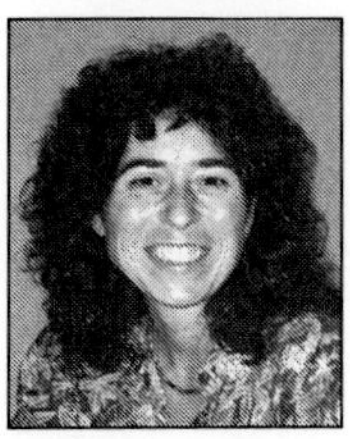

Ursula Herrmann, Dr. med., Fachärztin für Psychiatrie, ist Oberärztin an der Westfälischen Klinik Warstein mit dem Schwerpunkt Behandlung von Persönlichkeitsstörungen.